¡Voy a ser mamá! ¿Y ahora, qué?

Familia

Dra. Sofía Fournier Fisas

¡Voy a ser mamá! ¿Y ahora, qué?

*Una guía para disfrutar del embarazo
de forma sana, consciente y feliz,
con los mejores trucos y consejos*

LIBROS CÚPULA

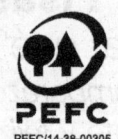

PEFC Certificado

Este libro procede de
bosques gestionados
de forma sostenible

PEFC

PEFC/14-38-00305   www.pefc.es

© del texto: María Leach y Sofía Fournier, 2017

Editorial Planeta, S. A., 2021
Avda. Diagonal, 662-664, 08034 Barcelona (España)
Libros Cúpula es marca registrada por Editorial Planeta, S. A.
Este libro se comercializa bajo el sello Libros Cúpula
www.planetadelibros.com

© ilustraciones del interior: Shutterstock

Diseño del interior: Rudesindo de la Fuente

Nos hemos esforzado por confirmar y contactar con la fuente y/o el poseedor del copyright
de cada foto y la editorial pide disculpas si se ha producido algún error no premeditado
u omisión, en cuyo caso se corregiría en futuras ediciones de este libro.

Adaptación de la cubierta: Booket / Área Editorial Grupo Planeta
Imágenes de la cubierta: Shutterstock
Primera edición en Colección Booket: enero de 2025

Depósito legal: B. 20.141-2024
ISBN: 978-84-480-4233-2
Impresión y encuadernación: QP Print
Printed in Spain - Impreso en España

Biografía

La Dra. Sofía Fournier (Barcelona, 1979) es especialista en medicina maternofetal y se dedica a la obstetricia de alto riesgo y al diagnóstico prenatal. Se formó en Salut de la Dona Dexeus, donde ejerció su profesión durante quince años. Actualmente dirige como socia mayoritaria Gynaikos, un centro de atención ginecológica integral a la mujer en todas las etapas de la vida. Enamorada de su profesión y madre de tres hijos, Sofía Fournier es una ferviente defensora de la importancia de la digitalización en la medicina y es consciente de que el futuro de los profesionales sanitarios pasa por tener un buen posicionamiento online. Es autora del blog «Una mami que se mima».

🔲 @dra.sofiafournier

Para Nicolás, Inés y Santi,
porque sin vosotros
nada tendría sentido

ÍNDICE

11. ¿QUÉ OCURRE DESPUÉS DE PARIR?

12. DICCIONARIO DEL EMBARAZO

PRÓLOGO

Por el doctor **Pedro N. Barri Ragué**
Director del Departamento de Obstetricia, Ginecología
y Reproducción del Hospital Universitario Dexeus

Escribir el prólogo de un libro no es siempre una tarea fácil y agradable. Hay circunstancias en las que se acepta el encargo por cierta obligación, la obra está orientada a un terreno que no conocemos en profundidad y muchas veces sabemos poco o nada a los autores.

Para esta ocasión no vale nada de lo anterior. La obra trata sobre el embarazo y el parto, temas que me son muy próximos puesto que constituyen mi ámbito profesional habitual desde hace más de cuarenta años. Por lo que hace referencia a la autora, conozco a Sofía Fournier desde que abrió los ojos por vez primera, ya que tuve el placer de atender el parto de Inés, su madre, buena amiga de juventud. Es fácil, pues, entender la ilusión que me hace este encargo, acrecentada además por el hecho de haber visto crecer, personal y profesionalmente, a Sofía durante estos últimos años en los que ha compaginado perfectamente su carrera profesional como ginecóloga de prestigio con su papel de madre de dos fantásticos hijos.

Dejando a un lado las siempre importantes consideraciones personales, me corresponde a mí hacer una valoración de la obra propiamente dicha. Este no es un libro más sobre el embarazo, sino que, para mí, es un excelente ejemplo de lo que la moderna divulgación médica de calidad debe ser. En sus doce capítulos, la autora cubre todos los aspectos médicos y sociales que más preocupan a las embarazadas de hoy, y lo hace con un tono próximo y desenfadado, sin olvidar en ningún momento su condición de obstetra-ginecólogo, y planteando todas las cuestiones desde una perspectiva médica global no reñida con la claridad y la información más dinámicas.

Especialmente atractivos me han parecido los capítulos dedicados al papel de los maridos-futuros padres para ayudarles en el aprendizaje y la adaptación a la situación médica y personal que su mujer va a vivir en este período de nueve meses, y también aquellos apartados en los que la autora desmonta con exquisito rigor médico todas las leyendas urbanas que han constituido durante muchos años la tradición popular de lo que debían ser los cuidados de la mujer durante el embarazo.

No me queda más que agradecer al Grupo Planeta que haya apostado por este libro que ofrece un nuevo enfoque sobre el embarazo, y que haya encargado la responsabilidad de escribirlo a quien, por su condición de joven madre y ginecóloga, mejor podía hacerlo.

1

UN LIBRO PARA DISFRUTAR DEL EMBARAZO

Todo lo que puedes hacer en esta preciosa etapa

Sí, es cierto: a primera vista, este es otro de los muchos libros que existen sobre el embarazo, pero te prometo que no es como los demás. ¿Y por qué me atrevo a decirte esto? No sólo porque es el primer libro que escribo, sino porque con él voy a intentar transmitirte mi experiencia profesional como ginecóloga, pero a la vez mi experiencia personal como madre. Todo con el objetivo de procurar que disfrutes al máximo de estos nueve meses que tienes por delante.

El embarazo es una de las mejores épocas de la mujer, una etapa diferente para la pareja, un tiempo de reflexión y autoconocimiento, y, probablemente, se vaya a dar pocas veces en tu vida (si resides en España y se cumplen las estadísticas, estarás embarazada una o dos veces). Así pues, me voy a esforzar en darte toda la información que considero que puede serte útil y siempre procuraré hacerlo desde un punto de vista positivo, aportando los conocimientos adquiridos a través de mis propias vivencias y los casos que he conocido en mi consulta.

Soy de las que piensan que el embarazo hay que vivirlo con los cinco sentidos, pero sin dramas. Es un camino precioso en el que, si sigues unas pocas pautas, todas ellas muy lógicas, podrás seguir haciendo vida normal. No hay que agobiarse ni estresarse antes de tiempo. Yo he estado embarazada tres veces y te puedo asegurar que, aunque fueron tres embarazos muy diferentes entre sí, disfruté de los tres al máximo. Me sentía pletórica, guapa, con energía, con ganas y, sobre todo, feliz, muy feliz. Por supuesto, también experimenté las típicas molestias. Tuve náuseas, miedos, varices y contracciones dolorosas, pero lo asumí como parte natural del proceso, siempre con alegría y buen humor y, por encima de todo, fascinada al notar cómo una personita iba creciendo dentro de mí.

De esta manera, si quieres vivir tu embarazo sin obsesionarte, compartir esta experiencia con tu pareja sin cambiar radicalmente tu día a día y conocer un poco más qué te espera a lo largo de estos nueve meses de gestación, estoy segura de que este libro te gustará. Yo lo escribí con muchísimas ganas, porque quería transmitirte lo que sé y lo que siento, ¡y espero que tú lo cojas con la misma ilusión!

Entonces, ¿empezamos? ¡Por supuesto! ¿Y con qué? Pues con los cuatro consejos imprescindibles para toda embarazada. Pero no te pienses que son algo muy raro o misterioso, se trata de cuatro reglas básicas y es importante que tomes nota ahora que acabas de lanzarte a vivir esta aventura.

Los cuatro básicos que toda embarazada debe saber

1. APRENDE A CONTAR EN SEMANAS

Olvida lo de «estoy de cinco meses», el embarazo se cuenta en semanas. ¿Y cuántas dura? 40 desde el primer día de la última regla. Obviamente, no todos los bebés nacen el Día D a la hora H. Si fuera así, sería muy fácil. La semana 40 es la fecha probable de parto, pero un embarazo normal puede durar entre 37 y 42 semanas.

Lo de contar en semanas verás rápidamente que nos sirve a los médicos para hablar todos el mismo idioma. Es decir: sabemos que hacia las 12 semanas hay que hacer tal o cual prueba; que, si una embarazada de 35 semanas se pone de parto, la prematuridad extrema ya está superada; o que, si a las ocho semanas se tienen náuseas es lo más normal del mundo. En fin, que contar en semanas de gestación es práctico, ágil y, además, permite establecer un protocolo de control del embarazo organizando las pruebas complementarias y las visitas hospitalarias en función de las mismas.

2. ESCUCHA POCO, ACEPTA MENOS CONSEJOS

Me explico. Verás que cuando tu entorno se entere de que estás esperando un bebé, rápidamente las conversaciones de sobremesa en casa de tus padres, de las cenas con tus amigas o del momento café en el trabajo se centrarán casi en exclusiva en tu embarazo. Y, con la mejor intención del mundo, la gente te contará tal o cuál anécdota: te explicarán que el médico de la hija de la vecina le dijo que era malísimo sentarse con las piernas cruzadas o que la hermana de la prima de su novio tuvo una reacción alérgica horrible al comer pescado y que, «en tu estado», es mejor no probar el atún.

Luego están los comentarios sobre el parto. Todas tus conocidas que hayan tenido hijos querrán contarte su experiencia con total detalle y emoción (porque sí, el día del parto se te queda grabado a fuego, es único, especial, inolvidable y emocionante), pero ni se les ocurrirá pensar que para ti ese es un momento que aún está a años luz y que con sólo mencionarlo te empiezan a entrar los agobios y los miedos.

Además, cada una te aconsejará de manera insistente lo que a ella le funcionó en su embarazo: «Oye, para el estreñimiento, mano de santo tomar una taza de té verde en ayunas». A lo que otra amiga replicará: «¿Cómo? ¿Tu *gine* te dejaba tomar té verde? Nada, nada, yo lo tenía prohibido. A mí me dijeron que para el estreñimiento lo mejor eran las semillas de lino».

En fin, ya verás, pueden haber momentos de estrés en estas conversaciones inocentes sobre embarazos, partos y demás. ¿Mi consejo? Tú escucha, claro que sí, todo el mundo lo hace con buena fe, con ganas de ayudarte y apoyarte, pero luego, en casa, relativízalo todo. No te tomes nada al pie de la letra y, en caso de duda, siempre pregunta a tu ginecólogo. Cada embarazo es único, con sus circunstancias particulares, y lo que a una le fue bien puede que a otra no, o lo que le dijeron a ella puede no estar indicado en tu caso.

3. ESCOGE UN GINECÓLOGO QUE TE TRANSMITA CONFIANZA

Esto me parece fundamental. Durante las 40 semanas que dure tu embarazo, el ginecólogo va a ocupar un papel bastante protagonista en la historia, en serio. Así que mejor que sea un personaje agradable de la novela, ¿no? Es cierto que es tu médico y no tu mejor amigo, pero te has de atrever a preguntarle todo lo que te preocupa y te agobia, sin vergüenzas ni miedos de si la duda que tienes es una tontería o no. ¿A ti te agobia? ¡Pues pregúntale!

Yo siempre les digo a mis pacientes en la primera visita que se hagan una lista de preguntas para cada vez que vengan a la consulta porque, si no, por mucho que yo les explique cosas, seguro que se les acaba olvidando algo y luego en el coche, de camino a casa, le dicen a su pareja: «¡Ya está, me he olvidado de preguntarle esto al médico!».

Personalmente, me encantan las pacientes que vienen a la consulta con «la lista de la compra», las que se atreven a preguntarme todo lo que les inquieta, las que veo que poco a poco van cogiendo confianza conmigo y se sienten cómodas en la visita.

4. CUÍDATE, CUÍDATE MUCHO

Si tuviese que dar un sólo consejo a una embarazada, me quedaría con este sin dudarlo. Cuida tu alimentación, cuida tu cuerpo, cuida tu mente, cuida tu imagen.... Cuidándote a ti cuidas a tu bebé.

Aprovecha estos nueve meses para mejorar tus hábitos de vida: dieta sana y ejercicio físico son fundamentales en esta etapa, pero desde luego son buenas costumbres a mantener en el futuro. El embarazo es una oportunidad de oro para introducir en tu vida cambios saludables que pueden perdurar siempre.

Yo siempre repito a las pacientes que lo importante no es hacer una dieta o un régimen durante el embarazo, el objetivo es lograr adquirir unas pautas de alimentación saludables que acaben formando parte de tu vida. Y lo mismo sucede con el deporte: si el embarazo te sirve como detonante para que luego lo integres en tu día a día, ¡genial!

Practicar ejercicio físico aeróbico moderado tiene un montón de beneficios que te iré contando, pues te ayuda a sentirte bien en tu cuerpo y juega un papel importante a la hora de prevenir complicaciones propias de la gestación. Sácate de la cabeza la imagen esta antigua de que embarazada es mejor no hacer mucha actividad. Siempre y cuando tengas un embarazo de bajo riesgo,

lo ideal es que te mantengas lo más en forma posible. Lo agradecerás no sólo a lo largo de todo el embarazo, sino también en el momento del parto y, sin duda, en el postparto.

Cuida tu imagen, siéntete guapa, ve a la *pelu*, vístete mona. No te dejes, ¡en serio! Si te ves guapa por fuera, te sentirás mejor por dentro.

Y, por último, aprovecha para cuidar tu mente, para aprender a vivir sin estrés, para pensar, para descansar y bajar el ritmo. Cada vez tenemos más estudios científicos que avalan los beneficios de la meditación y la reducción de los niveles de estrés en las embarazadas para la salud de su futuro bebé. Prueba el yoga, retoma hábitos como la lectura, busca tiempo para algún *hobby* que te encante…. Y recuerda: mente sana + cuerpo sano = ¡embarazo feliz!

Criterios para escoger el hospital que más te conviene

Pocas veces me pongo seria o contundente cuando hablo del embarazo, pero este es uno de los temas que me obliga a hacerlo. Y es que escoger el centro en el que te van a controlar la gestación y en el que luego vas a dar a luz tiene mucha más importancia de la que puedas pensar. En este punto, más vale prevenir que curar y, aunque en la inmensa mayoría de casos el embarazo va a transcurrir sin incidencias y el parto estará exento de complicaciones, no hay que olvidar que no siempre es así.

Es un acto de responsabilidad por tu parte elegir un centro médico que esté capacitado para atender todas las necesidades que puedan ir surgiendo a lo largo del embarazo. Es posible que tu madre haya ido toda su vida a un ginecólogo encantador que tiene la consulta privada en el edificio de al lado de tu casa, sí, pero si no está vinculado a un hospital, no se actualiza en obstetricia y no sabes si las ecografías del embarazo las realiza un experto en diagnóstico prenatal, entonces mi consejo es que no lo elijas. Por muy cómodo que te resulte y muy simpático que sea, búscate otro, pues luego si las cosas se tuercen puede que sea demasiado tarde.

En fin, explicado el motivo, creo que es importante que medites la decisión de dónde controlar tu embarazo y el nacimiento de tu bebé. A continuación, te expongo de forma esquemática los puntos a tener en cuenta a la hora de decantarte por uno u otro centro médico.

¿QUÉ DEBERÍA TENER EL HOSPITAL EN EL QUE VAS A DAR A LUZ?

- Unidad de Diagnóstico Prenatal

Es decir, profesionales formados en ecografía obstétrica y medicina maternofetal. Porque las ecografías son un acto médico importante que nos puede dar muchísima información, siempre y cuando estén bien realizadas. Y porque es primordial, además de poder diagnosticar una patología fetal, asesorar bien a cada paciente sobre cuál es el paso siguiente a seguir.

Tampoco podemos olvidarnos de que en el campo del diagnóstico prenatal, con los continuos avances que hay en los test genéticos, es clave estar muy actualizado, pues evoluciona a pasos agigantados.

- Equipo de guardia 24 horas

Es algo básico. A lo largo de todo el embarazo pueden surgir motivos para acudir a Urgencias cualquier día a cualquier hora. Contar con un equipo de profesionales competentes que estén de guardia 24 horas garantiza que dichas urgencias médicas podrán ser atendidas siempre, que no existirá la necesidad de llamar por teléfono a tu ginecólogo (con el consiguiente agobio si no logras localizarlo) ni tampoco la posibilidad de malos entendidos tras una respuesta telefónica o vía mail.

Yo siempre insto a mis pacientes a que, ante cualquier duda que ellas consideren importante a lo largo del embarazo, acudan a Urgencias. Más vale pecar de pesada y primeriza inexperta que luego tener que arrepentirse. Mucho mejor ir, que te vean, miren que tu bebé está bien y te solucionen el problema. Y, si la duda entra dentro de la categoría de «lista de preguntas para la próxima visita», pues la apuntas para la próxima visita ¡y listos!

Además de los ginecólogos, puestos a pedir, en el equipo de guardia 24 horas debería haber siempre un pediatra, un anestesista, una comadrona y un médico internista.

• Especialistas en Obstetricia de Alto Riesgo

Otra regla básica imprescindible. Se trata de ginecólogos que controlan los embarazos de alto riesgo y son capaces de atender los partos más complicados. Sí, lo más normal es que tu embarazo sea de bajo riesgo y que transcurra sin ninguna incidencia, pero si aparecen complicaciones tipo diabetes gestacional, hipertensión o posibilidad de parto prematuro, entre otras, siempre es bueno estar en un centro en el que en cualquier momento te pueden derivar a la Unidad de Alto Riesgo.

Y si tu embarazo ya cuenta con factores de riesgo desde el principio (embarazo gemelar, antecedentes de cirugía ginecológica, edad materna avanzada....), entonces este es, por descontado, un elemento que debes tener en cuenta antes de escoger el hospital en el que te van a controlar.

• Equipo de ginecología multidisciplinar

Si surge alguna complicación a lo largo del embarazo o durante el trabajo de parto, es bueno contar con ginecólogos especializados en cirugía, en patología de mama o en endocrinología, por ejemplo.

El embarazo es una etapa en la vida de la mujer en la que también puede ser necesario tener que realizar una consulta por otro tipo de patología ginecológica. Así, si en el centro en el que te están controlando hay especialistas que pueden resolver dichos aspectos, mejor que mejor.

- UCI neonatal

Si tuviese que decir sólo tres cosas imprescindibles del centro en el que dar a luz, esta sería una de ellas sin dudarlo. Una UCI de neonatos es la unidad de cuidados intensivos para los bebés prematuros o los bebés que nacen a término pero con algún tipo de complicación que requiera un control estricto.

Los neonatólogos son los pediatras especializados en recién nacidos, sobre todo en prematuros. Contar con un equipo de neonatología en el hospital en el que vas a dar a luz es, bajo mi punto de vista, primordial. Porque, si un embarazo va bien hasta que se tuerce, lo mismo ocurre con un parto. Y, si para la madre ya es duro pasar por estos momentos, imagínate si encima luego le dicen que han de derivar al bebé a otro hospital porque allí no lo pueden atender.

- UCI adultos

En sintonía con todo lo anteriormente expuesto, y aunque siempre hay que ser positivo y pensar que todo saldrá bien, en caso de no ser así, si la mamá presenta dificultades en el parto o en el postparto, es básico contar con una UCI bien equipada y preparada para atender a una paciente obstétrica complicada.

- Tasa de cesáreas cercana al 25 %

La tasa de cesáreas de un centro hospitalario es un dato que siempre es interesante conocer, pues es un indicador de calidad de su Unidad de Obstetricia. La tasa de cesáreas en España se sitúa en torno al 25 % del total de partos, por encima del 15 % que recomienda la OMS (Organización Mundial de la Salud). Hay que tener en cuenta muchos factores a la hora de adaptar las recomendaciones de la OMS a cada país: nunca se tendrán las mismas tasas en un país como España, que acoge muchos embarazos gemelares debido a los tratamientos de reproducción asistida y tiene una edad media al primer parto de casi 32 años, que en un país como Marruecos, con muchísimos menos embarazos gemelares y madres primerizas mucho más jóvenes.

Pues bien, asumiendo que la tasa del 25 % de cesáreas es buena para nuestro entorno, deberíamos escoger un centro que tenga un porcentaje similar. Si en el centro la tasa de cesárea está por encima del 35-40 %, habrá que preguntarse el porqué y quizás no sea mala idea decantarse por otro hospital para ir a dar a luz. Háblalo con tu ginecólogo, pues también es cierto que las tasas de cesárea de cada centro hay que ajustarlas en función del tipo de pacientes que atienden. No podemos esperar la misma tasa de cesáreas en un hospital con la mayoría de población obstétrica de bajo riesgo que en un hospital centro de referencia de patología obstétrica de alto riesgo.

- Número elevado de partos al año

Tiene su lógica, ¿no? Un centro que haga una media de 500 partos al año no estará tan «entrenado» para atender partos complicados como un centro que haga unos 3.000 anuales. La obstetricia será un pilar importante de aquellos centros en los que se atiendan una media de cinco o seis partos al día, y entonces todo irá ligado: es más que probable que el centro cuente con una UCI de neonatología, con un equipo de guardia 24 horas y con un buen equipo de especialistas en obstetricia y diagnóstico prenatal. Por tanto, mi consejo es que te asesores bien sobre el número de partos al año que se llevan a cabo en el hospital en el que vas a convertirte en mamá.

- Ayuda a la lactancia materna

Aunque no lo parezca a primera vista, esto también tiene su importancia. Una en principio ni lo piensa, pero luego la lactancia, especialmente los primeros días, no es tan idílica como la pintan. La subida de leche tarda un mínimo de 48 horas y luego hay que saber cómo colocar la boquita del bebé para que se coja bien y no te haga daño, cómo actuar si aparecen grietas en el pezón... En definitiva, se trata de una situación que se puede volver un poco peliaguda y siempre va bien contar con un equipo de especialistas que te ayuden a introducirte en la lactancia.

Lo ideal es que, además, haya un pediatra especializado en lactancia materna y que existan reuniones semanales de apoyo a las que puedas asistir las primeras semanas de vida de tu bebé. En los hospitales que cuentan con la acreditación de UNICEF de «Amigos de los Niños» suele haber estos grupos de soporte a la lactancia materna y te ayudarán en todo lo posible para que funcione y puedas disfrutar de la experiencia. Si en el centro ofrecen además la opción de consultas individualizadas con asesores de lactancia es otra opción fantástica.

- Cesárea respetada

Se trata de una cesárea que transcurre intentando fomentar el vínculo de los padres con el recién nacido desde el primer momento. Para ello, se autoriza la presencia del padre todo el rato en el quirófano, acompañando a la madre. Además, se promueve el contacto de ambos progenitores con el recién nacido desde el nacimiento y este permanece con ellos durante el transcurso de la intervención.

El objetivo es humanizar al máximo una situación que puede resultar un poco estresante para la madre que está dando a luz, fomentando el contacto piel con piel con su recién nacido, intentando instaurar la lactancia materna ya en el quirófano y manteniendo siempre la unidad del núcleo familiar.

- Plan de parto

Es un documento en el que la madre puede expresar cómo le gustaría que transcurra el día del parto, plasmar por escrito sus preferencias sobre el proceso de dilatación, el momento del expulsivo y los primeros minutos de vida de su bebé.

Es bueno preguntar en el centro en el que vas a dar a luz si disponen de un documento de plan de parto propio o si aceptan que la paciente lleve el suyo. Y siempre es básico que lo comentes con tu ginecólogo en la consulta para aclarar dudas y que no haya malos entendidos el día del parto.

¿Qué puedes hacer y qué deberías evitar estando embarazada?

SÍ	NO
Teñirte el pelo.	Fumar.
Depilarte (con cera o máquina).	Beber alcohol.
Hacerte la manicura.	Tomar medicamentos sin consultarlo previamente con tu médico.
Hacer deporte aeróbico. ¿Los mejores? Nadar y pedalear en la bicicleta estática.	Hacer deportes de riesgo.
Ir al dentista. (De hecho, ¡es obligatorio!)	Practicar actividades que requieran mucho equilibrio.
Llevar bikini.	Cargar pesos.
Volar en avión (hasta la semana 36).	Hacer esfuerzos físicos excesivos.
Ir a un concierto.	Hacer una dieta restrictiva o hipocalórica.
Conducir.	Consumir drogas.
Hacerte un masaje.	Viajar a países de riesgo de contagio del virus de Zika.
Tener perro.	Realizar una sesión de sauna (te puede provocar una hipotensión).
Tener gato. (Te explico más al respecto de este tema en el capítulo de la toxoplasmosis.)	Practicar deportes que impliquen contacto físico.
Mantener relaciones sexuales.	Comer carne roja cruda si no has pasado la toxoplasmosis.
Bañarte en la piscina o el mar durante todo el embarazo.	Comer marisco crudo.
Tomar café y té (sin abusar).	Ir sin mascarilla, no lavarte las manos frecuentemente y no respetar la distancia de seguridad. (Es básico que extremes las medidas de protección frente a la COVID-19.)

SÍ	NO
Comer sushi y sashimi (siempre que el pescado haya estado congelado previamente).	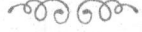
Utilizar repelente de mosquitos.	
Dormir boca arriba (si no te mareas).	

Como has visto en esta tabla, son muchas las cosas que puedes hacer y muy pocas las que no deberías hacer. El embarazo es una etapa fisiológica de la mujer, recuérdalo siempre. Estás embarazada, no estás enferma, así que puedes seguir llevando un estilo de vida prácticamente idéntico al que llevabas anteriormente.

Verás que en la tabla no he hecho especial hincapié en las comidas, un tema que tan de cabeza lleva a las embarazadas, y eso es porque le voy a dedicar un capítulo entero, pues es *trending topic* en esta etapa y es necesario explicarlo bien.

¿Por lo demás? Con cabeza y prudencia, disfruta del embarazo y no te vuelvas muy agonías, ¡la mayoría de cosas que hacías las podrás seguir haciendo!

2

NUEVE MESES PARA CUIDARSE MÁS QUE NUNCA

*Come bien, haz ejercicio
y controla tu peso (sin obsesionarte)*

En el embarazo la dieta será una de las cuestiones más importantes, básicamente, por dos motivos: porque no conviene engordar más de la cuenta y porque hay ciertos alimentos que no podrás consumir debido al riesgo de contraer alguna infección.

De manera que este capítulo es esencial. Léetelo con atención y recurre a él siempre que lo necesites, pues te voy a dar ideas y trucos para mantener una dieta lo más sana y equilibrada posible (sin ser aburrida) y, además, te explicaré qué alimentos debes evitar y cuáles puedes comer sin ningún problema.

Eso sí, antes de nada, mentalízate: en el embarazo has de comer más sano de lo que lo has hecho nunca jamás en tu vida. Así que, si no eres amante de lo verde, la fruta y la verdura, me temo que te va a tocar ir haciéndote amiga. Y recuerda, si el embarazo es un estímulo para empezar a comer sano y equilibrado, bienvenido sea. Luego, una vez hayas dado a luz, intenta seguir en esa misma línea de dieta sana y equilibrada.

Las costumbres dietéticas que te ayudarán

Para una correcta organización de tu dieta, es importante que adquieras buenos hábitos como los que te detallo a continuación.

- **Haz cinco comidas al día.** Si te acostumbras a no saltarte ninguna, evitarás los ataques de hambre y el consiguiente aumento de peso. Así, desayuna bien, toma un tentempié a media mañana (te lo pedirá el cuerpo, ya verás) y, a la hora de comer, disfruta de un menú equilibrado. Para merendar, come algo suave y acaba el día cenando un plato ligero, a base de verdura y pescado o carne a la plancha.
- **Reduce a un consumo ocasional...** los fritos y la comida rápida. Tampoco te convienen los alimentos precocinados, las pizzas congeladas, las patatas chips ni la bollería industrial. Minimiza también las bebidas azucaradas, como refrescos y zumos envasados.
- **Fruta y verdura a diario.** Y a poder ser, toma un zumo de naranja recién exprimido cada mañana. Los alimentos vegetales son cruciales en estos nueve meses, pues están cargados de fibra y nutrientes esenciales con grandes beneficios para tu embarazo.
- **Bebe dos litros de agua al día.** O lo que es lo mismo: ocho vasos repartidos a lo largo de toda la jornada. El agua te hidrata, purifica el organismo, mejora el estado de tu piel y protege la salud del bebé.
- **Cena más temprano.** Así tendrás tiempo de realizar una buena digestión antes de dormir y te asegurarás un buen descanso,

¿Cuánta carne y pescado debes consumir a la semana?

1 vez → Ternera, buey, cerdo...

3 o 4 veces → Pollo, pavo, conejo...

4 o 5 veces → Merluza, lenguado, pescado azul, salmón...

En el caso del atún rojo y los pescados grandes, como el pez espada o la caballa, limita su consumo a menos de una vez por semana debido a su elevado contenido en mercurio, que en concentraciones altas puede ser nocivo para la salud.

fundamental en esta época. Después de cenar, espérate al menos 30 minutos antes de tumbarte o irte a la cama.

- Pésate una vez por semana. Para llevar un control actualizado de cuánto estás engordando.
- No abuses del café o el té. Toma un par de tazas al día como máximo, pues la cafeína y la teína son estimulantes a los que no conviene exponer en exceso al feto.

··

Los alimentos indispensables en tu dieta

··

Para poder lograr el objetivo de un incremento adecuado de peso a lo largo del embarazo y al mismo tiempo garantizar el aporte necesario de nutrientes a ti y a tu bebé, la dieta de toda embarazada debería incluir los siguientes grupos de alimentos:

- Cereales integrales: son fuente de hierro, vitamina B, magnesio y fibra, muy necesaria en el embarazo, una época en la que es común sufrir estreñimiento. Intenta consumir a diario arroz y pasta integrales, copos de avena integral y pan integral artesano.
- Lácteos: contienen mucho calcio y vitamina D, indispensables para la embarazada, tanto para garantizar una buena densidad mineral ósea en la madre como para contribuir al desarrollo del sistema musculo-esquelético del feto. Deberías consumir a diario un par de vasos de leche o, en su defecto, optar por una porción de queso y un yogur. Recuerda que la leche sin lactosa y la leche de soja también son ricas en calcio.
- Proteínas de origen animal: están presentes en la carne y en el pescado. Es aconsejable priorizar el consumo de pescado y carne magra (pollo, pavo, conejo...) sobre el de carne roja o de cerdo. El pescado es, además, una fuente importante de ácido omega 3-DHA que, entre otros beneficios, desempeña un papel importante en el desarrollo del sistema nervioso del bebé.

- Proteínas de origen vegetal: es el caso del tofu, el seitán, la quinoa o los frutos secos. Son buenas alternativas a la carne, contienen muy poco colesterol y, además de garantizar un buen aporte proteico, poseen minerales (como hierro, magnesio y calcio) y fibra.
- Legumbres: son abundantes en fibra, hierro y ácido fólico, de manera que los garbanzos, lentejas, alubias... se convierten en grandes aliados para las embarazadas. Además, su contenido en proteínas no es nada despreciable. Lo mejor es reservar el consumo de legumbres para la hora de comer y evitarlas durante la cena, para dar tiempo a tu estómago a digerirlas bien y a tu organismo a quemarlas.
- Frutas y verduras: además de aportar buenas dosis de fibra y de su bajo aporte calórico, no contienen grasas ni colesterol y son las campeonas de la dieta en cuanto a vitaminas y minerales. Aprovecha los cítricos por su vitamina C, ideal para ayudar a mantener el sistema urinario libre de infecciones, y toma frutas y verduras de color anaranjado, pues contienen vitamina A, fundamental en el desarrollo del sistema inmunitario del feto.

Trucos para comer bien
(y no engordar más de la cuenta)

Después de leer qué alimentos son indispensables en tu dieta durante el embarazo y cómo debes organizarte, seguro que te ha entrado una especie de sudor frío y ahora estás pensando: «A ver, ¿cómo lo hago para comer pescado cuatro veces por semana, pero sin abusar del atún, y encima acordándome de tomar menos pasta por la noche?». Tranquila, por imposible que te parezca ahora mismo, en el embarazo poco a poco lograrás la cuadratura del círculo y aprenderás a comer sano, adquiriendo excelentes hábitos dietéticos para el resto de tu vida.

Con unos cuantos trucos que voy a darte en este capítulo y los que vienen a continuación, lo verás todo mucho más fácil.

- Dos tentempiés al día. Tomar algo a media mañana y a media tarde hará que llegues a las comidas principales (comida y cena) sin un hambre atroz. Evitará que piques *snacks* poco sanos y te ayudará con las náuseas en caso de tenerlas.

Ideas sanas para picar
- A media mañana, te aconsejo un sándwich de jamón de pavo o unas galletas de fibra integral.
- Para merendar, un yogur y una pieza de fruta, como una manzana, o una macedonia y un té.
- Si tienes algo más de hambre a deshoras, puedes picar un par de tortitas de arroz.

- Sustituye la sal por especias. Si evitas añadir sal a tus comidas, disminuirás la tendencia a la retención de líquidos tan típica del embarazo. Prueba a sazonar tus platos con pimienta, orégano o hierbas provenzales antes de echar mano del salero.
- Un botellín de agua en el bolso. La mejor manera de consumir los dos litros recomendados de agua al día es llevar una botella de agua siempre contigo y a todos lados. Para aumentar el aporte de líquido, también puedes tomar zumos de frutas, siempre que sean naturales, y todo tipo de infusiones libres de teína, como la manzanilla o el poleo menta.
- Preparaciones suaves. Los platos preparados con métodos de cocción sanos, como plancha, vapor y horno, se digieren fácilmente y harán que te ahorres un montón de calorías innecesarias. Para cenar, te sentarán mejor los caldos y cremas de verduras que los vegetales crudos (como lechuga, tomate, pepino, etc.). En la medida de lo posible, evita los guisos pesados y las salsas.

- **De noche, minimiza los hidratos.** El pan, las patatas, la pasta y el arroz es mejor reducirlos a partir de las siete u ocho de la tarde. Y es que, estando embarazada, poca actividad física harás a última hora del día, por lo que si tomas muchos hidratos de carbono a partir de ese momento, luego no los vas a quemar, y eso se traducirá en quilos de más de forma innecesaria.
- **Incluye alimentos diuréticos.** Piña, sandía, espárragos, alcachofas, apio... son estupendos para eliminar líquidos. Prueba a hacerte un batido de apio, pepino, kiwi, piña, manzana, fresas y zanahoria con leche de avena. ¡Está buenísimo y puede ser una merienda ideal!
- **¿Ansiedad por comer?** Hay abundantes opciones para ese gusanillo que aparece entre horas, incluso cuando ya has tomado los tentempiés oficiales de media mañana y media tarde. ¿Has probado con los palitos de zanahoria cruda? Están deliciosos y sacian muchísimo. También puedes preparar *sticks* de pepino o de apio y mojarlos en salsa de yogur. ¿Una opción más dulce? ¡Abre una naranja y cómetela a gajos!
- **Y a modo de recordatorio...** No quiero hacerme pesada, pero es especialmente importante que en esta época no abuses de fritos, aperitivos, bebidas con gas (aunque sean *light*) o bollería industrial. Son calorías vacías, que no te aportan ningún beneficio, ni a ti ni a tu bebé. Tampoco te conviene comer mucha carne roja por su elevado aporte de grasas y colesterol.

Consejos a seguir en caso de náuseas

Ya es difícil organizar la dieta, pero la cosa se complica aún más si en el primer trimestre las náuseas hacen su aparición estelar. Aunque parezca que no te van a dejar comer nada normal nunca más en tu vida, con algunos cambios en la dieta pueden minimizarse bastante.

- Come poco y a menudo. La sensación de vacío en el estómago favorece la aparición de náuseas. Escoge alimentos poco elaborados y sencillos y olvídate de los procesados, con salsas o muy aceitosos, pues es más probable que empeoren la sensación de malestar.
- No te obligues a comer. Si no te apetece un alimento o un plato en concreto, no te lo comas. De lo contrario, es muy posible que te siente mal y posteriormente te provoque vómitos.
- Alimentos semisólidos. Los alimentos de esta consistencia pueden ser tu salvación, ya que sientan mejor al estómago que los muy líquidos o los muy duros. Es decir, mejor unas croquetas que un filete, un bizcocho que una galleta o un helado que un vaso de leche. También te pueden ir bien las cremas o purés de verduras, las tortillas y las frutas jugosas.
- Come antes de levantarte. Ten en la mesita de noche algo de comer, como un panecillo o una galleta, y tómatelo por la mañana, justo antes de salir de la cama. Este gesto te puede ayudar a evitar los mareos matutinos.
- Y si nada de esto te funciona... Come lo que quieras, lo que te pida el cuerpo. A ver, esperemos que no te pida patatas fritas, pero puedes estar tranquila si te apetece sólo pan de molde y jamón de York (eso es lo que me pasó a mí en el primero). Por lo general, las náuseas duran sólo unas tres o cuatro semanas, luego irán remitiendo y muy pronto podrás hacer una dieta más ordenada.

Los complementos alimenticios y polivitamínicos

En general, los complejos de vitaminas y minerales nunca pueden sustituir a una alimentación sana y equilibrada, pero sí que es cierto que, durante el embarazo, cambian las necesidades nutricionales y tomarlos ayuda a favorecer el desarrollo del bebé.

Este tema, no obstante, genera algo de controversia y, si bien la OMS dice que toda gestante debería recibir un suplemento de ácido fólico y hierro durante el embarazo, no tiene una postura clara en cuanto a si deberían incluirse otras vitaminas o minerales en este período. En cualquier caso, debe ser tu médico quien prescriba la suplementación más adecuada para ti.

Según las recomendaciones generales del Ministerio de Sanidad, la suplementación dietética de la embarazada debería consistir básicamente en ácido fólico, hierro, yodo, calcio y ácidos grasos omega 3 con DHA. A continuación, te explico por qué te convienen estos nutrientes y cómo te pueden ayudar a llevar a buen término la gestación.

NUTRIENTES ESENCIALES
DURANTE EL EMBARAZO

Ácido fólico: se lo conoce también como vitamina B9 y se encuentra de forma natural en verduras de color verde oscuro (como espinacas, brócoli o acelgas), cítricos, legumbres (sobre todo soja), cereales integrales y leche. Se trata de una ayuda indispensable durante el embarazo y previene los defectos que se puedan originar en el tubo neural del feto, es decir, en el sistema nervioso central del bebé. Como es muy difícil suplir esta necesidad sólo con la dieta, se recomienda un suplemento de 0,4 mg de ácido fólico por día desde el momento en que se plantea el embarazo y mantenerlo durante toda la gestación (especialmente imprescindible en el primer trimestre, que es cuando está teniendo lugar la formación de los órganos del bebé). En el caso de mujeres con antecedentes de hijos con malformaciones del tubo neural, entonces la dosis que se prescribe es de 4 mg al día.
Hierro: es un mineral esencial durante el embarazo por su importante papel en el desarrollo cognitivo del bebé y porque su carencia se asocia a un aumento del riesgo de prematuridad o de bajo peso del feto. En general, a las mujeres embarazadas que siguen una dieta variada en la que no faltan alimentos ricos en hierro (espinacas, acelgas, lentejas, carne...) no se les prescribe suplementos hasta la segunda mitad del embarazo, etapa en la que aumentan las necesidades de este mineral.

Yodo: se trata de un nutriente necesario para la salud en cualquier etapa de la vida, pero especialmente en el embarazo, ya que resulta básico para el correcto desarrollo neurológico del feto y previene retrasos de crecimiento asociados. En nuestra sociedad, un 30-50 % de los adultos no toman suficiente yodo en su dieta. Por eso, se recomienda consumir suplementos de este mineral a lo largo de los nueve meses de gestación. Para aumentar su aporte, puedes sustituir la sal común por sal yodada, pero consúmela con mesura, no olvides que su exceso en la dieta empeora la retención de líquidos.

Calcio: es importante para la formación de huesos y dientes en el bebé, pero también para el adecuado desarrollo de su corazón, nervios y músculos. En general no es necesario consumir suplementos extras si tu dieta incluye al menos tres raciones de alimentos ricos en calcio al día, como un vaso de leche, un yogur y un trozo de queso.

Ácidos grasos omega 3 con DHA: se trata de unas grasas presentes de forma natural en la mayoría de pescados y mariscos que son cardioprotectoras y tienen un papel clave en la formación del sistema nervioso del bebé y en el desarrollo de la vista. Lo ideal es consumir un par de raciones de pescado a la semana como mínimo y tomar algún complejo multivitamínico que contenga ácidos grasos omega 3 de cadena larga.

COMPLEMENTOS NUTRICIONALES QUE DEBES TOMAR

Hoy en día existen en el mercado varios suplementos que incluyen esta lista de nutrientes en las dosis diarias recomendadas para el embarazo. Todos tienen ácido fólico, hierro, yodo y omega 3-DHA, y la mayoría incorporan calcio y pequeñas cantidades de otros micronutrientes también beneficiosos para las embarazadas, como zinc, vitamina C, vitamina D, vitamina B12 y magnesio.

A mis pacientes yo les recomiendo que, desde el momento en el que se planteen quedarse embarazadas, consuman un suplemento de ácido fólico y yodo. Asimismo, si en la analítica precon-cepcional se constata un déficit de vitamina D, sería bueno hacer una suplementación. A partir de la semana 12 de embarazo, les aconsejo que cambien a un polivitamínico que además contenga omega 3, hierro, calcio y otros micronutrientes. También es po-sible que, a partir de la segunda mitad del embarazo, les prescri-ba un suplemento de hierro si la analítica del segundo trimestre muestra un nivel bajo de este mineral en sangre.

Junto a los polivitamínicos, existen otros complementos ali-menticios que considero muy útiles en esta etapa. Te los detallo a continuación, todos son de origen natural y los puedes encontrar en cualquier tienda de dietética o herbolario.

OTROS COMPLEMENTOS MUY ÚTILES
DURANTE ESTA ETAPA

- Semillas de lino: útiles para mejorar el tránsito intestinal y combatir el estreñimiento. Toma una cucharada al día de es-tas semillas, sola o mezclada en un yogur, y tu intestino te lo agradecerá.
- Semillas de chía: incluye una cucharada en el zumo de naranja cada mañana y obtendrás una dosis extra de hierro, calcio y potasio. Además, contienen omega 3, activan el tránsito intes-tinal y te ayudan a controlar el peso, pues ejercen un efecto saciante.
- Té verde o rojo: una taza de té al día te ayudará a mantener el peso a raya y a controlar la retención de líquidos, tan frecuente en el embarazo. Pese a que se recomienda no abusar de la teína, una taza diaria la puedes tomar sin problemas y sus beneficios los notarás seguro.
- Arándonos rojos americanos: últimamente están muy de moda. Se debe a su riqueza en antioxidantes y vitamina C, lo que los convierte en una ayuda muy útil para evitar las infecciones de orina recurrentes, algo también común en el embarazo.

Una alimentación segura también es clave en el embarazo, pues hay determinadas enfermedades infecciosas que se pueden adquirir por consumir alimentos que contengan protozoos, como el toxoplasma, o bacterias como la listeria, que en esta etapa pueden tener graves consecuencias.

En el capítulo que hace referencia a las patologías más frecuentes del embarazo te contaré con más detalle en qué consisten estas infecciones. De momento, toma buena nota sobre cómo prevenirlas.

→ RECOMENDACIONES GENERALES PARA EVITAR LA LISTERIOSIS

- Lava todas las verduras, frutas y hortalizas que se comen crudas.
- Cocina los alimentos crudos de origen animal (carne y pescado) a altas temperaturas, pues a más de 50 °C esta bacteria se destruye.
- No consumas carne o pescado crudo si no ha estado congelado previamente.
- Evita consumir leche no pasteurizada o platos cocinados con leche que no ha hervido previamente.
- Evita el consumo de quesos tiernos o de elaboración muy artesanal. Como les digo yo a mis pacientes: durante el embarazo leche siempre de tetrabrik y queso sólo el que puedes comprar en un supermercado.
- Una vez abiertos, no conserves demasiado tiempo en la nevera productos que se estropean rápido, como jamón de York, pavo, paté, salmón ahumado, etc. Es decir, todo lo que no tenga una pinta excelente, ¡mejor no te lo comas!
- Evita el marisco crudo, opta siempre por el enlatado o el cocinado a más de 50 °C.
- Evita los platos precocinados.
- No consumas patés o ahumados que no estén enlatados o esterilizados.

- Extrema la higiene en la cocina: limpia frecuentemente la nevera, los utensilios de cocina y lávate las manos mientras cocines.
- No mezcles en la nevera las carnes crudas con las verduras o con los platos ya cocinados.
- No dejes las sobras a temperatura ambiente mucho rato. Recaliéntalas bien (a más de 50 °C) antes de su consumo.

→ PREVENCIÓN DE LA TOXOPLASMOSIS EN EL EMBARAZO
(SI NO LA HAS PASADO)

- Consume la carne bien cocinada y a altas temperaturas (más de 70 °C). Si te gusta la carne cruda, primero congélala a más de 20 °C durante 48 horas como mínimo.
- Evita comer carne roja cruda (por ejemplo, ternera, cordero o cerdo) o embutidos que no estén cocidos.
- Pela y lava bien las frutas, las hortalizas, las verduras y las setas antes de comértelas o de cocinarlas.
- Debes ser muy cuidadosa con las medidas de higiene a la hora de cocinar: lava bien los utensilios de cocina y las superficies donde cocines y lávate siempre las manos antes de empezar a cocinar y al acabar.

Menú semanal para embarazadas

*P*ara que veas cómo se estructura una dieta equilibrada, he creado a modo de ejemplo una propuesta de menús para una semana (véase págs. 48-49). Puedes hacer todas las variaciones que se te ocurran, pero lo importante es que te quedes con dos o tres conceptos básicos: hay que hacer cinco comidas al día e incluir fruta y verdura en casi todas ellas. Asimismo, es preferible la carne blanca a la roja y, por la noche, evitar en la medida de lo posible las cenas basadas en hidratos de carbono, como el arroz, el pan o la pasta.

Dos consejos muy útiles

Cómete el arcoiris. Rojo, naranja, amarillo, morado, verde... Cuanto más variada sea la tonalidad de la fruta y la verdura que consumes, más nutrientes estarás aportando a tu dieta. Esto es porque los alimentos de diferentes colores son ricos en distintas vitaminas, minerales y antioxidantes.

El desayuno, cita obligada. Desayunar ya es de por sí importante, pero aún más si estás embarazada. Acostúmbrate a tomarte tu tiempo por la mañana, a prepararte en casa un buen desayuno y disfrutarlo sentada. Si hace falta, adelanta el despertador diez minutos. ¡Tu organismo lo agradecerá!

En resumen... ¿qué comer y qué no?

SÍ	NO
Quesos curados.	Quesos cremosos y artesanales.
Embutidos cocidos (jamón de York, mortadela, pechuga de pavo...).	Embutidos crudos (longaniza, salchichón, jamón ibérico...).
Patés enlatados.	Patés artesanales.
Marisco cocido.	Marisco crudo.
Carne roja bien cocinada.	Carne roja cruda.
Pescado.	Ahumados no enlatados o esterilizados.
Frutas y verduras bien lavadas.	Leche no pasteurizada.
Café y té (sin abusar).	Alcohol.
Pescado o carne cruda si han estado previamente congelados.	Alimentos precocinados o sobras mal recalentadas.
Polivitamínicos y suplementos alimenticios indicados por tu médico.	Bollería industrial, comida rápida, bebidas azucaradas.

	LUNES	MARTES	MIÉRCOLES
DESAYUNO	Café o té. Bol de cereales integrales con leche. Zumo de fruta natural.	Café o té. Dos tostadas de pan integral con mantequilla. Zumo de naranja con una cucharada de semillas de chía.	Café o té. Bol de muesli con leche de avena. Zumo de naranja.
SNACK	Bocadillo de pan integral con pavo.	Tres galletas ricas en fibra. Infusión al gusto.	Bocadillo de queso curado.
COMIDA	Espaguetis a la boloñesa. Una pieza de fruta.	Ensalada de lentejas con huevo duro, zanahoria, tomate y atún. Un yogur natural sin azúcar.	Hamburguesa a la plancha con arroz y champiñones. Macedonia de kiwi y piña.
MERIENDA	Yogur natural con nueces (sin azúcar).	Una pieza de fruta y una barrita de cereales.	Yogur con semillas de lino.
CENA	Crema de verdura. Lubina a la plancha con brócoli. Gelatina de fruta.	Pechuga de pavo a la plancha con espárragos y media patata al horno. Requesón con un hilito de miel.	Crema de calabaza. Salmón al papillote con verduritas y un poquito de arroz. Gelatina de fruta.

	JUEVES	VIERNES	SÁBADO	DOMINGO
DESAYUNO	Café o té. Bocadillo de pan integral y pavo. Zumo de naranja.	Café o té. Cereales integrales con leche . Zumo de naranja.	Café o té. Dos tostadas con mantequilla y mermelada. Zumo de naranja	Café o té. Bizcocho casero. Zumo de naranja con una cucharada de semillas de chía.
SNACK	Barrita de cereales. Una pieza de fruta.	Bocadillo de jamón de York.	Palitos de pan integral. Palitos de zanahoria cruda.	Prepara tu propio aperitivo a base de aceitunas y frutos secos (y, si quieres, patatas chips, pero sin abusar).
COMIDA	Tortilla de patata y cebolla con espinacas a la catalana. Yogur con semillas de lino sin azúcar.	Garbanzos con verduras y bistec a la plancha. Una pieza de fruta.	Parrillada de verduras con patata y croquetas de pollo. Cuajada con miel.	Paella. Sorbete de frutas.
MERIENDA	Tortitas de arroz integral con un quesito. Infusión al gusto.	Yogur con nueces.	Batido de apio, pepino, kiwi, piña, manzana, fresas y zanahoria con leche de avena.	Yogur con avellanas.
CENA	Merluza al horno con verduras al vapor. Manzana al horno con canela.	Crema de calabacín. Salchichas de pollo. Gelatina de frutas.	¿Qué te apetece? ¡La cena del sábado es libre!	Tostada de pan integral con tortilla a la francesa de jamón de York. Compota de frutas.

Más menús y recetas

En mi blog <**www.unamamiquesemima.com**> encontrarás más ideas de platos saludables y pautas de dieta durante el embarazo.

En el embarazo, muchas veces por miedo, otras por cansancio y otras por desconocimiento, muchas mujeres dejan de practicar deporte y adquieren hábitos de vida más sedentarios. Creo que es un error, pues si el embarazo es de bajo riesgo, cuanto más en forma afrontes el momento del parto, más fácil transcurrirá el mismo. Y, si te mantienes activa y en un peso correcto, la probabilidad de que aparezcan complicaciones a lo largo de estos nueve meses de gestación también disminuye.

En general, estar en buena forma física hará el embarazo mucho más llevadero. Tu cuerpo lo agradecerá y tu mente todavía más. Practicando deporte con regularidad duermes mejor, liberas tensiones ¡y te pones de buen humor! Tres aspectos fundamentales en esta etapa, teniendo en cuenta que a muchas embarazadas les cuesta conciliar el sueño, pasan nervios y sufren cambios de humor.

Desde mi punto de vista, el ejercicio en el embarazo debería ser un hábito obligatorio para todas las embarazadas que no presentan complicaciones severas. El motivo es muy sencillo: sólo aporta ventajas. ¿Quieres saber unas cuantas? Apunta:

El ejercicio durante el embarazo...

- Te ayuda a mantener el peso controlado.
- Mejora la sensación de hinchazón de las piernas y activa la circulación.
- Activa y regulariza el ritmo intestinal, lo que indirectamente evitará la aparición de hemorroides.
- Ayuda a conciliar el sueño por la noche.
- Disminuye el riesgo de desarrollar diabetes gestacional.
- Contribuye a mantener tu tensión arterial controlada.

- Reduce el riesgo de aparición de dolor de espalda.
- Te hace sentir más ágil y con más energía.
- Mejora tus digestiones.
- Reduce la probabilidad de que el parto acabe en una cesárea, pues las contracciones uterinas de un útero que no tiene un exceso de grasa son más efectivas.
- Pone en funcionamiento tus arterias y tu corazón, mejorando su funcionamiento y beneficiando a tu salud.
- Facilita la recuperación en el postparto.
- Contribuye a liberar tensiones y a controlar mejor el estrés.
- Eleva tu estado de ánimo.
- Te ayudará a afrontar mejor el esfuerzo físico que supone el parto.

Como ves, a la hora de practicar deporte en el embarazo, todo son ventajas. Así que, ya lo sabes, ¡a mover el esqueleto!

Antes de empezar a hacer deporte

Has recibido el mensaje y entiendes lo importante que es hacer deporte en el embarazo. Ha llegado el momento de poner en práctica la teoría. Antes de lanzarte al gimnasio, sin embargo, déjame que te recuerde unas cuantas cosas que te pueden ayudar:

- Sin excesos. Ahora que te ibas a poner en marcha, va y ya sale el primer freno. A ver, una cosa es que sea bueno hacer ejercicio y otra muy distinta es que, de la noche a la mañana, te conviertas en una deportista de élite. Tampoco hay que pasarse. No es el mejor momento para correr maratones ni para experimentar con deportes que nunca antes habías practicado. Ante todo, ¡prudencia y cabeza!

- **Si ya eras deportista.** Si hacías ejercicio de forma regular, lo más probable es que estando embarazada puedas seguir haciendo casi todo lo que practicabas, pero a un ritmo algo más calmado y adaptándolo a tu nuevo estado. Es decir: si eras *runner*, podrás correr, pero igual hacia la mitad del embarazo deberás bajar un poco el ritmo. Y, si habitualmente corrías por caminos de montaña, te tocará empezar a hacerlo por el parque o la ciudad, pues en el embarazo el equilibrio empeora y aumenta el riesgo de caídas. Ahora bien, si tu deporte era el boxeo, por razones obvias te aconsejo que cambies de disciplina durante estos nueve meses. En este mismo capítulo encontrarás una lista con deportes que considero ideales en esta época, ¡seguro que alguno te encaja!

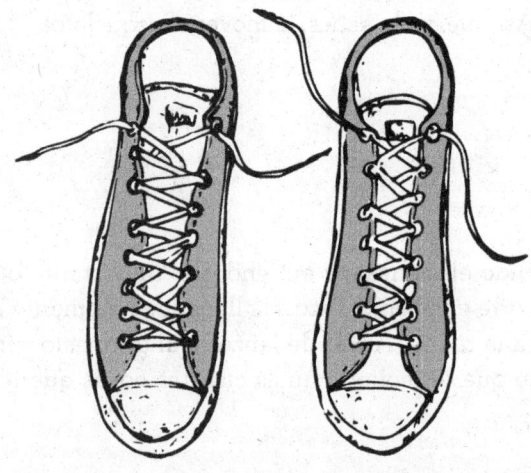

- **Si no hacías nada de deporte.** A lo mejor no has vuelto a mover un dedo desde las clases de gimnasia del colegio. En este caso, te toca ponerte las pilas y empezar. ¿Por dónde? Primero de todo, cómprate unas zapatillas deportivas adecuadas. Y, segundo, escoge alguna actividad física y hazlo siendo realista, más que nada, para no abandonarla a la primera de cambio. Ya sólo con proponerte salir a caminar a buen ritmo, durante media hora tres días a la semana, será un gran paso. Más adelante, puedes aumentar a cinco días e intentar añadir algún otro ejercicio, como natación un día por semana. Ve poco a poco, con objetivos asequibles, siendo consciente de dónde partes y a qué puedes aspirar.

• **Más vale un poquito que nada.** Por poco ejercicio que hagas, notarás los beneficios. Es algo que siempre hablo con mis pacientes en la consulta: todo es cuestión de equilibrio y está en tus manos hacer que la balanza esté compensada. Me explico: ¿empiezas el embarazo con algo de sobrepeso, un estilo de vida sedentario y eres mayor de 35 años? Pues bien, *a priori*, tienes bastantes números para desarrollar una diabetes gestacional. Si en vez de no hacer nada pones de tu parte y comienzas a practicar algo de ejercicio y a controlar tu peso, lograrás que ese riesgo disminuya. Por muy negro que lo veas o por mucha pereza que te dé, piensa que, por poco que te muevas, ¡el beneficio está asegurado!

Los ejercicios físicos que más te convienen

¿Ya estás motivada con el tema del deporte? Espero que sí. Has visto que todo son ventajas y que tampoco se trata de pasarte el día en el gimnasio. Básicamente, el objetivo es que tengas una buena forma física y te mantengas activa durante el embarazo.

Para lograr dicho objetivo, ¿qué deportes te recomiendo? Cualquiera que implique ejercicio físico aeróbico, que no sea demasiado exigente (lo ideal sería no superar las 140 pulsaciones por minuto, pero si no tienes un pulsómetro, ¿cómo lo controlas? Simplemente, controla que la intensidad del deporte que practiques no te deje jadeando sin poder hablar), que te permita practicarlo durante al menos media hora seguida y que no entrañe un riesgo de pérdida del equilibrio o caída. Aquí tienes los mejores:

- Natación

Es el deporte ideal porque es muy completo: implica el trabajo de diferentes grupos musculares, es un ejercicio aeróbico, cada uno puede practicarlo a su nivel y no requiere de una formación previa muy complicada. Además, en el agua no pesas y te mueves con mucha más agilidad, no puedes perder el equilibrio ni caerte y, conforme va avanzando el embarazo, te permite ir adaptando la intensidad del entrenamiento a tu estado de forma. Por último, si tienes dolor de espalda, verás cómo te mejorará muchísimo. Así que, ¿a qué esperas? ¡Cómprate un bañador y al agua patos! ¿El único «pero» que le pongo a la natación? ¡Que después da mucha hambre! Pero, por lo demás, todo son ventajas.

- Bicicleta estática

También es una buena opción, pues es un ejercicio aeróbico que puedes adaptar fácilmente a tu estado de forma y que no necesita de grandes conocimientos previos. Tal como ocurre con la natación, es difícil caerse y perder el equilibrio. Inconveniente: cuando el embarazo está avanzado puede resultar algo incómodo, pues al pedalear te puedes chocar con la barriga. Si eras de salir a pedalear antes del embarazo, puedes practicar bici al aire libre sin problemas, siempre que no sea por caminos de montaña (por el riesgo de caídas).

- Elíptica

Esta máquina obliga a mover brazos y piernas, lo que supone un ejercicio muy completo. Quizás hacia el final del embarazo se te puede hacer un poco pesado, pues al practicarlo de pie te obliga a soportar todo tu peso y, si te duele un poco la espalda, no ayudará a que mejores esa molestia. Ahora bien, hasta la semana 28, es un ejercicio francamente ideal: completo, seguro, aeróbico y fácil de practicar.

- Caminar

Si eres una embarazada que nunca antes había practicado deporte, empieza por andar. Comienza con media hora, a buen ritmo, tres días a la semana. Yo te recomiendo que hacia las semanas 26-28, cuando ya hayas cogido un poco de forma física y la barriga ya te moleste un poco más, cambies a natación o yoga. Y es que, hacia el final del embarazo, al caminar puedes notar una presión en las caderas que te resulte incómoda. Tampoco ayuda si te duele la espalda.

- Correr

Este es un ejercicio reservado para las que ya eran *runners*, tal como he comentado anteriormente. Si tu deporte es correr, por mí no hay ningún problema en que lo practiques. Acuérdate de bajar un poco la intensidad, de correr por terrenos fáciles y, hacia el final del embarazo, sí te recomendaría que lo cambiaras por la natación. No olvides cuál es el objetivo de hacer deporte en el embarazo: mantenerte en forma, no mejorar tu forma previa. Así, baja velocidad, ¡y no te pases con las distancias!

- Yoga y pilates

Son dos actividades de suelo (de manera que es difícil que te caigas o lesiones) con las que ganarás en elasticidad, equilibrio y capacidad de relajación. Además, te enseñarán a respirar y a controlar tu musculatura. Me parecen ideales para la embarazada. Si te decantas por el yoga, te aconsejo que practiques el *hatha yoga*, pues es menos exigente a nivel físico. Ahora bien, en mi opinión, creo que tanto el yoga como el pilates deberían combinarse con un ejercicio un poco más exigente a nivel cardiovascular, tipo natación o bicicleta estática.

- Gimnasia para embarazadas o matronatación

Ambas son las mejores opciones si hace años que no practicas nada de ejercicio. Las clases suelen requerir menos esfuerzo físico y cardiovascular que los deportes que te he comentado anteriormente y se centran en hacer estiramientos y correcciones posturales, muy útiles para las embarazadas. Además, al estar rodeada de otras futuras mamás, te puede ir bien para compartir experiencias y mantenerte motivada en la práctica de deporte.

- Método AIPAP de preparación al parto

Es un programa de preparación al parto en el agua que es impartido por matronas. Te explico mejor: no es un programa para luego llevar a cabo el parto en el agua, no. Es un programa diseñado para intentar lograr un parto vaginal y sin instrumentación que consiste en sesiones de ejercicio físico en el agua focalizadas en ganar elasticidad, fuerza y resistencia en la musculatura de la zona pélvica para estar lo mejor preparada posible para afrontar el día del parto.

Me parece un plan complementario ideal para que tengas en cuenta de cara al segundo y tercer trimestre del embarazo. Infórmate en tu ciudad de los centros acreditados para llevar a cabo este método de preparación al parto, estoy segura de que lo vas a disfrutar muchísimo (yo lo hice en mi tercer embarazo y quedé encantada).

Planning semanal de ejercicio a tu medida

Te voy a proponer dos planes de entrenamiento para que puedas escoger en función de tu amor al deporte y tu estado de forma física. Adapta cada uno a tu estilo de vida, a tus horarios y a tus ganas de sudar.

Opción A: me gusta el deporte, ¡mucho!

Lunes: 1 hora de natación

Martes: clase de yoga o pilates

Miércoles: 1 hora de natación

Jueves: clase de yoga o pilates

Viernes: caminata a buen ritmo durante 1 hora o correr a ritmo suavecito 30 minutos

Sábado: paseo en bici a ritmo medio durante 1-2 horas

Domingo: paseo en bici a ritmo medio durante 1-2 horas

Opción B: esto del deporte no es lo mío

Lunes: clase de yoga o pilates

Martes: matronatación o gimnasia para embarazadas

Miércoles: clase de yoga o pilates

Jueves: matronatación o gimnasia para embarazadas

Viernes: relax

Sábado: paseo andando a ritmo suave durante 1 hora

Domingo: relax

Disciplinas deportivas: ¿cuáles te convienen?

Esta es una división muy general de lo que sí puedes y lo que no puedes hacer. Como siempre, hay que individualizar cada caso: si tu eres una profesional de la hípica, quizás podrás seguir montando los primeros meses del embarazo. Sin embargo, quizás verás

Puedes seguir practicando	Mejor te olvidas durante unos meses
Bicicleta	Boxeo y artes marciales
Natación	Deportes de equipo (fútbol, básquet...)
Running	Esquí alpino o acuático
Trekking	Pesas y abdominales
Yoga	Submarinismo
Pilates	Steps
Baile	Pádel, tenis
Golf	Deportes de motor
Elíptica	Hípica
Spinning, aquagym	Deportes de aventura (rafting, barranquismo...)

que en la columna de los deportes que no deberías practicar se incluyen aquellos que implican contacto físico importante, que tienen mayor probabilidad de caída o que conllevan algún riesgo. En definitiva, ¿deporte en el embarazo? Por supuesto que sí, ¡pero siempre con lógica y prudencia!

¿Cuántos kilos hay que ganar en el embarazo?

Esta es una de las grandes preguntas del embarazo y uno de los temas que más preocupan a las futuras mamás. Pero, más allá de los kilos que ganes, has de ser muy consciente de lo importante que es no engordar más de la cuenta. Es básico cuidar la alimentación y practicar algo de ejercicio físico en esta etapa, ya que el peso de la madre tiene una gran influencia en el desarrollo del feto y en la evolución del embarazo y el parto.

Decirte cuánto vas a engordar exactamente es complicado, porque ello depende de múltiples factores. Obviamente, los médicos tenemos unas guías clínicas de consenso en las que está estipulado el aumento ponderal ideal en función del peso inicial de la madre. Los profesionales damos estas recomendaciones de forma insistente en las primeras visitas del embarazo, pero luego la futura mamá ha de colaborar. A partir de mi experiencia, he detectado tres tipos de actitudes ante este tema:

- La embarazada súpermotivada que se lo toma en serio y logra alcanzar el ritmo adecuado de incremento de peso.
- La embarazada que pasa de todo y piensa que en el embarazo todo le está permitido y que ya se pondrá a dieta luego.
- La embarazada que, a pesar de esforzarse e intentarlo, no acaba de lograrlo, y engorda algo más de lo que debería.

Yo a las primeras y a las últimas no tengo nada que decirles. Son las segundas, las que pasan de todo, las que reciben mis reprimendas visita tras visita, pues creo firmemente que mi obligación como médico es insistir en la importancia que tiene para la embarazada cuidarse durante estos meses.

Si eres de las que engordas más de lo que toca porque no te cuidas lo suficiente, espero conseguir hacerte cambiar de hábitos tras leer este libro. Si, por el contrario, a pesar de seguir estos consejos te estás engordando de más, quizás habrá que repasar bien la dieta que sigues, valorar la posibilidad de introducir algo más de ejercicio o bien comprobar que no tengas ningún problema tiroideo o de diabetes gestacional. Y es que, en general, si llevas un estilo de vida saludable, has de lograr engordar lo que se considera «lo justo» para tu peso inicial.

Al igual que cada futura mamá tiene sus circunstancias personales, cada mujer es única y lo que le sirve a tu amiga no tiene por qué ser válido para ti: el incremento de peso ideal en el embarazo no es el mismo para todas.

Así, existen varios factores que deben tenerse en cuenta a la hora de asesorar sobre el incremento de peso ideal en un embarazo:

- El IMC al principio del embarazo. El IMC o Índice de Masa Corporal es una fórmula matemática que tiene en cuenta la altura y el peso para poder estimar de una manera más objetiva si el peso de una persona es el adecuado (IMC= peso/altura^2). Así, no es lo mismo empezar un embarazo con peso normal, con un IMC dentro de los valores recomendados, que hacerlo con obesidad o bien con un peso por debajo de lo aconsejable. Por eso, el incremento de peso recomendado de una embarazada siempre se calcula en función de su IMC al inicio del embarazo.
- ¿Embarazo único o gemelar? En el caso de un embarazo gemelar, las recomendaciones de aumento de peso son diferentes. Si estás embarazada de gemelos, el incremento de peso mínimo recomendado es de 15 kilos.
- Tener patologías de base. La alimentación en caso de diabetes, por ejemplo, no es la misma que si no tienes ningún problema. Por tanto, el incremento de peso en estas situaciones será también diferente. Otro ejemplo: una paciente que presenta una amenaza de parto prematuro y que debe mantener reposo no engordará lo mismo que una embarazada que puede llevar una vida activa hasta el final.

Hoy en día, en Occidente, el 50 % de las mujeres engordan más de lo que deberían durante el período de gestación. Y más de la mitad no recuperan su peso previo tras dar a luz. Es decir, se quedan con unos kilos de más después de cada embarazo (de media, entre 2 y 5 kilos). Estos datos ponen de manifiesto la falta de concienciación existente sobre la importancia que tiene controlar el aumento de peso en esta etapa e intentar volver al peso del embarazo de antes después de dar a luz.

→ RIESGOS DE UN AUMENTO EXCESIVO DE PESO EN EL EMBARAZO

- Se asocia a mayor prevalencia de diabetes gestacional. La probabilidad es del 35 % en mujeres con sobrepeso y del 75 % en mujeres con obesidad.
- Posibilidad de parto prematuro, de enfermedades hipertensivas del embarazo y de cesárea en el momento del parto.
- Mayor probabilidad de sufrir sobrepeso tras el embarazo.

Cuidarte durante el embarazo y lograr engordar los kilos que tocan tiene muchos beneficios, no sólo a corto plazo ni sólo para ti: el pasarte de peso aumenta el riesgo de que, más adelante, tus hijos presenten sobrepeso u obesidad.

Así, te has de concienciar, has de comer bien y moverte. No es sólo una cuestión de estética, ¡es muy importante para tu salud y la de tu descendencia! Lo mejor sería, en realidad, empezar con esta campaña de cuerpo sano y alimentación saludable desde antes del embarazo. Yo siempre digo que, si empiezas un embarazo estando en buena forma, te ahorrarás muchas complicaciones.

Por supuesto, es igualmente importante no pasarse por el otro extremo. En el embarazo hay que comer: no hay que saltarse ninguna comida ni es el momento de cambiarlas por barritas sustitutivas ni nada por el estilo. No valen las dietas milagro ni volverse una adicta al ejercicio. Los extremos no son buenos, ni en un sentido ni en el otro.

¿Has oído hablar de la pregorexia?
Se trata de un trastorno alimenticio propio de la mujer embarazada, obsesionada con no engordar. Y esto no es bueno ni saludable: una restricción del aporte calórico en el embarazo puede tener consecuencias negativas para el bebé.

El incremento de peso ideal en función del peso inicial

Y para finalizar con todo lo relacionado al peso en el embarazo, vamos a concretar el tema: ¿cuántos kilos hay que engordar en esta etapa? Pues la verdad es que hay diversidad de opiniones al respecto entre los propios médicos.

Para mí, los datos más contrastados que existen son los que publicó el Institute of Medicine (IOM) de Estados Unidos en 2009. ¿Qué críticas han recibido estas recomendaciones? Pues que tienden un poco a máximos y que los incrementos de peso que proponen son un poco excesivos, especialmente para los grupos de mujeres con sobrepeso u obesidad. *A posteriori*, algunos estudios científicos han demostrado que un aumento de peso más restrictivo del que propone el IOM no se asocia a riesgos para el feto ni complicaciones para la madre, con el beneficio añadido de que luego las mujeres recuperan su peso previo con mayor facilidad.

Recomendaciones del Instituto de Medicina de Estados Unidos para la ganancia de peso, según el estado nutricional de la gestante al comenzar su embarazo:

Categoría IMC	Ganancia total recomendada (Kg)
BAJO (IMC < 19,8)	12,5-18
NORMAL (IMC 19,8 a 26)	11,5-16
SOBREPESO (IMC 26,1 a 29)	7-11,5
OBESIDAD (IMC > 29,1)	6

Mis recomendaciones para un incremento de peso correcto y saludable en el embarazo:

Paciente con bajo peso (IMC <18,5)	12-15 kg
Paciente con peso normal (IMC 18,5-24,9)	10-12 kg
Paciente con sobrepeso (IMC 25-29,9)	7-9 kg
Paciente con obesidad (IMC >30)	5-7 kg

En el caso de pacientes embarazadas de gemelos, las recomendaciones del IOM me parecen correctas:

IMC previo al embarazo	Ganancia ponderal recomendada (kg)
Bajo peso (IMC < 18,5)	Información insuficiente
Peso normal (IMC 18,5-24,9)	17-25
Sobrepeso (IMC 25-29,9)	14-23
Obesidad (IMC > 30)	11-19

¿Y cuál es un buen ritmo de engorde en el embarazo? Para una paciente con un peso normal el incremento de peso se suele distribuir de la siguiente manera:

- Hasta las 12 semanas: 1 o 2 kg de peso en total.
- De las 12 en adelante: lo habitual es engordar, de media, 1,5 kg al mes. Es posible que, hasta la semana 26-28, sólo ganes 1 kg al mes y, a partir de entonces, aumentes a 2 kg por mes.

No te agobies si estás de 16 semanas y sólo has engordado 3 kg, es normal y, si sigues a ese ritmo, irás bien. En general, se engorda muy poco en el primer trimestre y el incremento de peso más importante se produce a partir de la semana 28 del embarazo.

Consejos útiles para mantener el peso a raya en el embarazo

En el apartado sobre la dieta del que ya hemos hablado encontrarás muchos consejos para aprender a estructurar y organizar tus comidas y lograr un ritmo de incremento de peso adecuado. Es tan importante que los pongas en práctica que aquí aprovecho para recordarte muchos de estos consejos y añadir otros más generales que también te serán muy útiles. ¡Aprovéchalos porque funcionan!

- Condimenta con hierbas y especias tus carnes y ensaladas antes que con sal. El orégano, la albahaca, la pimienta... aportan mucho sabor.
- Utiliza endulzantes naturales como la estevia o el agave en sustitución del azúcar.

- **No olvides beber ocho vasos de agua al día**, o bien otros líquidos como zumos de fruta caseros, infusiones o caldos.
- **Antes fresco que envasado.** Los alimentos muy procesados, precocinados o en conserva aportan más grasas, aditivos, sal y azúcares que su versión fresca.
- **Calma la sed con agua o infusiones.** Los refrescos normales tienen demasiado azúcar (casi seis terrones por vaso).
- **La clave está en la cena.** Prepara platos a base de carne, pescado o huevo acompañados de verduras u hortalizas. Evita incluir pasta o arroz y limita el pan a una rebanada pequeña.
- **Entre horas, picoteos sanos.** Lo mejor es que calmes el hambre con fruta, palitos de hortalizas (por ejemplo, zanahoria o pepino) o alguna barrita de cereales integrales.
- **Acostúmbrate al pan artesano de masa madre integral.** Se digiere mucho mejor que las barras precocinadas y aporta muchas más vitaminas, minerales y fibra.
- **Toma alimentos antirretención.** Acuérdate de incluir diuréticos naturales en tu dieta para eliminar líquidos y evitar la hinchazón: apio, sandía, piña, espárragos, alcachofas...
- **¿Te apetece un helado?** Los polos de hielo son refrescantes y mucho menos calóricos que su versión cremosa. Y, si te tomas un helado, que sea de una sola bola y en tarrina (así te ahorras las calorías del cucurucho).
- **Cena dos horas antes de acostarte.** Le darás tiempo a tu metabolismo para digerir los nutrientes y te sentirás mucho más liviana en el momento de irte a dormir.
- **Cocciones ligeras.** En la medida que puedas, cocina los alimentos de forma ligera (plancha, vapor, horno...) y limita a un consumo ocasional los fritos, rebozados, guisos y comidas con salsas.
- **Cinco piezas de fruta y verdura al día.** Así obtendrás el aporte de nutrientes, vitaminas, minerales y fibra que tanto tú como tu futuro hijo necesitáis.

- Si te apetece un pastel o un bizcocho prepáralos tú misma en casa con harina integral y azúcar de caña o estevia.
- ¿Problemas para ir al baño? Prueba con un vaso de agua tibia y el zumo exprimido de un limón en ayunas.
- Haz ejercicio de forma regular. Te ayudará a no ganar más peso del recomendado y, entre otras cosas, aumentará tu bienestar físico y psicológico.
- Benefíciate de un masaje. Relaja, te permite disfrutar de un tiempo para ti misma y tiene un efecto terapéutico ante molestias típicas como el dolor de espalda, la ciática o la hinchazón de piernas y pies.

··

Para ti: tabla para controlar tu incremento de peso
··

1. Calcula y anota tu IMC del inicio del embarazo:

2. Ten en cuenta lo siguiente: Tu incremento de peso ideal será diferente en función de tu IMC al inicio de la gestación:

   a. IMC < 18,5:   12-15 kg
   b. IMC 18,5-24,9: 10-12 kg
   c. IMC 25-29,9:   7-9 kg
   d. IMC > 30:   5-7 kg

3. Tabla para que anotes tu aumento de peso:

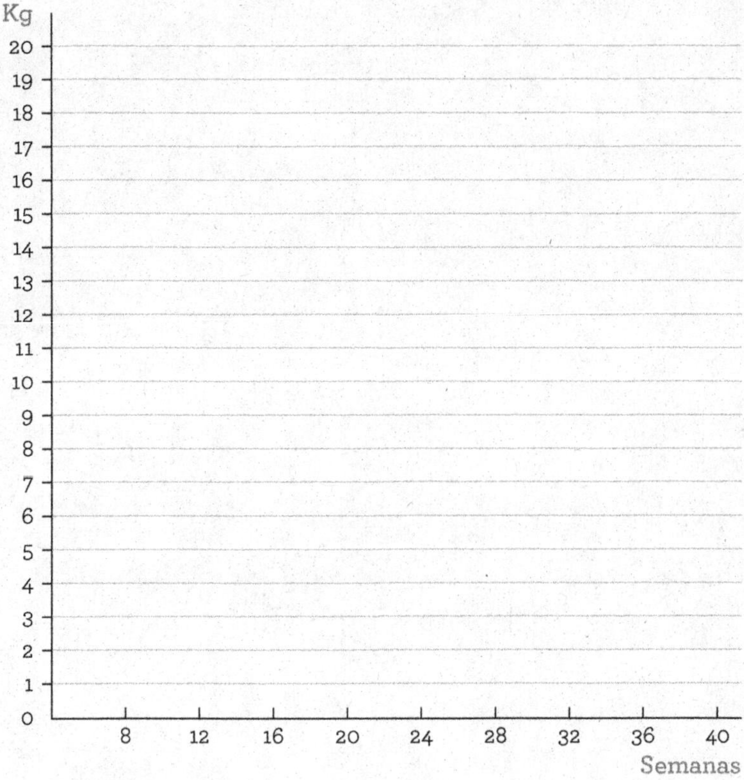

Kg
20
19
18
17
16
15
14
13
12
11
10
9
8
7
6
5
4
3
2
1
0
　　　　8　　12　　16　　20　　24　　28　　32　　36　　40

Semanas

4. Recuerda:
   a. Hasta la semana 12 es normal engordar muy poco (1-2 kg en total).
   b. De la semana 12 a la 28 lo más habitual es una ganancia de 1-1,5 kg/mes.
   c. Por encima de las 28 semanas puedes llegar a engordar hasta 2 kg al mes.

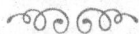

3

SENTIRSE BIEN Y GUAPA ESTANDO EMBARAZADA

No te olvides de ti ni de tu aspecto personal

*L*as mujeres embarazadas frecuentemente cuidan un poco menos su aspecto físico que cuando no lo están. Los motivos son diversos, como pensar que hay ciertos tratamientos de belleza que no pueden hacerse, dificultad para encontrar ropa que les siente bien, disminución de su actividad física habitual... Por eso, en este capítulo me he propuesto reunir unos cuantos consejos de belleza para premamás y así lograr que te sigas cuidando y te sientas guapa estando embarazada.

Para empezar, debes saber que te puedes hacer casi los mismos tratamientos de belleza que antes. No hace falta que luzcas canas, ni que vayas con las uñas hechas un desastre. Cuídate y siéntete bien con tu imagen corporal, seguro que verte favorecida te ayudará a querer seguir con tus rutinas de belleza y te motivará también a vigilar tu dieta y a practicar algo de ejercicio.

Embarazada puedes...
- Hacerte la manicura y la pedicura. ¡Incluso con esmalte de gel!
- Depilarte con cera. Aunque puedes hacerte depilación definitiva con láser, pero ten en cuenta que las hormonas encargadas de pigmentar la piel, que durante el embarazo están en mayores concentraciones, podrían oscurecer un poco la piel tratada con láser. Por eso, es preferible que optes por la cera y dejes el láser para después del embarazo.
- Teñirte el pelo y hacerte mechas.

- Recibir masajes, como los de drenaje linfático (muy recomendable si tienes tendencia a piernas cansadas y retención de líquidos) o cualquier tipo de masaje corporal: relajante, hidratante, peelings corporales...

ALGUNAS CURIOSIDADES DEL EMBARAZO
QUE PUEDE QUE NO SEPAS

- Las uñas suelen crecer más rápido y es probable que las notes algo más quebradizas. Entre los tres y seis meses después de haber dado a luz, deberían haber recuperado su aspecto habitual. Para protegerlas, acostúmbrate a ponerte guantes cuando hagas las tareas del hogar o si tu trabajo requiere manipular productos que podrían dañar la piel.
- Aparece más vello facial y corporal, incluso en zonas de tu cuerpo en las que antes no tenías, como por ejemplo en la barriga. Te puedes depilar con cera, rasurar el vello o utilizar productos para decolorarlo. No te recomiendo, sin embargo, que utilices cremas depilatorias (porque podrían penetrar a través de la piel) ni la depilación láser por el riesgo de pigmentación, como ya he comentado al principio de este capítulo.
- El cabello se nota con más volumen, más brillo y más sano. Esto se debe a que, a causa de los cambios hormonales que tienen lugar durante la gestación, el proceso fisiológico de pérdida diaria de cabellos se detiene. Pasados unos tres o cuatro meses después del parto, las hormonas se regulan y el proceso natural de caída diaria de cabello, para su regeneración posterior, se pone en marcha de nuevo. No te agobies si notas una caída más abundante que antes del embarazo, luego todo se normaliza.

Es importante que a lo largo del embarazo tengas en cuenta que tu cuerpo necesitará algunos cuidados especiales debido a los cambios fisiológicos que se van a producir.

- **Crema hidratante a diario.** Acostúmbrate a hidratar tu piel con una buena crema por todo el cuerpo al salir de la ducha. En la zona de la barriga, las caderas y el pecho te puedes aplicar un producto antiestrías (de venta en cualquier farmacia) o bien algún aceite corporal hidratante, como el de almendras dulces. ¿Mi consejo particular? Hidrátate dos veces al día mejor que una: crema hidratante por la mañana al salir de la ducha, aceite por la noche antes de acostarte. Tu piel lo agradecerá.

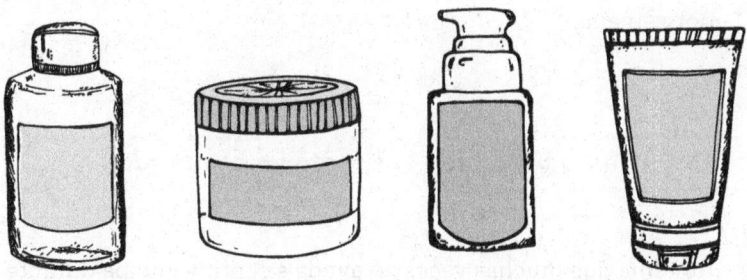

- **Especial atención a las piernas.** Es normal que en esta época notes las piernas más hinchadas, que te pesan e incluso que te duelen. Al final del día, te irá muy bien darte un automasaje con crema y sentarte o tumbarte con las piernas en alto. Cuando te duches, pásate el chorro de agua desde los tobillos hasta los muslos, alternando agua caliente y fría. Existe un producto de Me and Me Cosmetics (@meandmecosmetics) ideal para las piernas de la gestante, el tratamiento integral de piernas (ayuda a combatir la sensación de pesadez e hinchazón y previene la aparición de arañas vasculares).

- **El sol, siempre con protección.** Estando embarazada el sol te cogerá muchísimo, te pondrás muy morena. Pero es clave que te pongas una crema con un factor de protección solar alto para evitar quemaduras y, sobre todo, manchas en la piel de la cara y el escote, también conocidas como cloasma. Te aconsejo no bajar de FPS 30 en ningún momento y no tomar el sol en las horas centrales del día. Acostúmbrate a no salir de casa sin haberte aplicado antes protección solar en cara y escote, es una inversión a largo plazo. ¡Igualmente te pondrás morena y estarás guapísima!
- **Cuidarse por dentro, se nota por fuera.** La tendencia a acumular grasa y retener líquidos va de la mano del embarazo. Para mitigarlo, procura seguir una alimentación rica en vegetales, consumir menos sal y desterrar la comida basura. Asimismo, es clave que hagas algo de ejercicio un mínimo de tres días por semana.

Vestirse cuando la silueta ha cambiado

Otro tema que muchas veces no ayuda a sentirse guapa durante el embarazo es la ropa: cuesta encontrar modelitos premamá que te gusten y no te conviertan en una especie de cubilete sin formas. Pero la buena noticia es que, con un poco de imaginación, ganas y escogiendo bien las prendas puedes vestir la mar de cómoda y estilosa durante estos nueve meses.

El truco del cinturón
Ponerse un cinturón marcando la barriga, justo por encima de las caderas, te ayudará a estilizar la figura.

Al principio, recurre a tu ropa de siempre

Más o menos hasta la semana 20, vístete con tu ropa de no embarazada. Si utilizas vaqueros, pantalones bajitos de cintura y camisetas anchas, podrás ponerte tu ropa durante los primeros meses. De hecho, si no puedes, mala señal, quizás te estás engordando un poco más de la cuenta.

Dónde encontrar ropa premamá

A partir de las 20 semanas, es normal que tengas que hacerte con unas cuantas prendas para embarazadas. ¿Dónde comprarlas a buen precio? Existen tiendas especializadas en este tipo de ropa (para mi gusto un poco demasiado clásicas) y muchas grandes cadenas tienen su propia sección premamá (en estas, si rebuscas, puedes hacerte con un *look* bastante digno). Si optas por la opción de compra on line, no lo dudes, en <www.paramama.es> encontrarás todo lo que necesitas.

Pantalones y faldas más actuales

Personalmente, soy fan absoluta de los pantalones y faldas que no tienen la típica goma elástica que cubre toda la barriga. Sientan mejor y, si estás embarazada en pleno verano, ayudan a pasar menos calor. Igual te cuesta un poco más encontrarlos en tiendas físicas, pero seguro que puedes hacerte con unos *online*.

Calzado con poco tacón

Preferiblemente, lleva zapatos planos (bailarinas, sandalias, zapatillas deportivas, botines...). No sólo por el hecho de que en el embarazo es más fácil perder el equilibrio si estás subida a unos taconazos, sino también porque, con la retención de líquidos, es fácil que se te hinchen los pies y los zapatos altos quedan menos estéticos.

¿Verano o inverno?

Si te toca embarazo de verano, las faldas y vestidos con cinturón o goma por debajo de la barriga resultan muy cómodos y frescos. Ten cuidado con los escotes: si te ha aumentado el tamaño del pecho y te marcan mucho esta zona puede que no te veas muy favorecida. Es mejor que las prendas ciñan más a partir de la cadera. En invierno, me encantan los básicos, como los pantalones de tonos oscuros tipo pitillo (que además sientan mucho mejor que los de pernera ancha), los tops sedosos de manga larga y los blazers de botones.

Ojo con la ropa holgada

Comprarse ropa de no embarazada, como un vestido amplio o una camiseta ancha, pensando que podrás aprovechar estas prendas después del parto, debo advertirte que no suele salir bien. Y es que, una vez se te va la barriga, le coges un poco de manía a lo que has estado vistiendo durante el embarazo (a muchas les pasa, yo entre ellas). Así pues, mi consejo es que lleves ropa premamá o bien saques partido a tu ropa anterior asumiendo que, lo más probable, es que no la vuelvas a utilizar cuando acabe el embarazo.

Ropa interior

Está claro que el embarazo no es el mejor momento para los sujetadores con efecto *push up* ni para los tangas de lencería más sexy. Irás mucho más cómoda con ropa interior de algodón, sujetadores sin aros y braguitas tipo *culotte*. Esto no significa que tengas que llevar ropa interior poco favorecedora, pero quizás sí que algo más adaptada a tu nueva figura.

¿Bañador o bikini?

En verano, puedes llevar lo que más te apetezca, tanto bikini como traje de baño entero. Personalmente, creo que estilizan mucho más los que no son especiales para embarazadas. Los lisos siempre favorecen más que los que tienen mucho estampado, así como los de colores algo más oscuros.

El sexo durante el embarazo es un tema bastante tabú y en la consulta apenas se habla de ello. Supongo que la falta de comunicación es bidireccional: ni las pacientes se atreven a iniciar la conversación ni nosotros los médicos damos las explicaciones necesarias al respecto.

Aunque no se hable abiertamente, hay que tener claro que en el embarazo no hay que desterrar el sexo. Se pueden seguir manteniendo relaciones y disfrutando de las mismas sin miedos ni complejos.

En líneas generales, un concepto importante a tener en cuenta es que el sexo es seguro durante el embarazo. Sin embargo, existen excepciones a esta regla.

¿Cuándo está contraindicado el sexo en el embarazo?

- En caso de embarazo con problemas tipo sangrado vaginal repetido, placenta previa, ruptura prematura de membranas o acortamiento cervical evidente.
- Se considera que el sexo podría incrementar el riesgo de complicaciones en los embarazos múltiples, en aquellas embarazadas con antecedentes de parto prematuro o en pacientes con infecciones vaginales de repetición.

Así pues, salvo en contadas situaciones, mantener relaciones sexuales durante el embarazo no se considera una práctica de riesgo. Sin embargo, está demostrado que en esta etapa el sexo en la pareja disminuye aproximadamente en un 50 %. En el primer y segundo trimestre esta disminución no es tan evidente, pero en el tercer trimestre, por lo general, las relaciones íntimas brillan por su ausencia. Estos son los principales motivos:

- Náuseas y cansancio.
- Miedo al aborto.
- Miedo de dañar al feto.
- Pérdida de interés.
- Incomodidad.
- Miedo a las infecciones.
- Dolor e hipersensibilidad en el pecho.
- Molestias vaginales con la penetración.
- Sentirse menos atractiva físicamente debido a los cambios corporales que ocurren.
- Cambios psicológicos.
- Creencia de que el coito puede provocar aparición de contracciones de forma prematura.

Es labor del ginecólogo informar a la pareja de que se puede seguir manteniendo una vida sexual sin mayores problemas durante el embarazo, teniendo en cuenta que, seguramente, habrá que introducir pequeños cambios.

No te cortes si tienes dudas al respecto y pregunta en la consulta. Hablar del tema hará que le restes importancia, que saques el sexo de ese cajón en el que lo has dejado aparcado. Y háblalo también con tu pareja. Cuéntale cómo te encuentras, los cambios que has notado en tu cuerpo, las posturas que te resultan más cómodas y las que prefieres dejar de lado por un tiempo. Por encima de todo, para una vida sexual plena y satisfactoria, lo más importante es un diálogo sincero.

De hecho, el sexo en el embarazo presenta numerosas ventajas:

- Te ayudará a conciliar el sueño y a relajarte.
- Ganarás seguridad en ti misma y autoestima, sentirte deseada hará que te sientas más a gusto en este cuerpo tuyo que tantos cambios está experimentando.
- Puedes llegar a experimentar orgasmos más placenteros, pues la mucosa vaginal está hipervascularizada en esta etapa.

¿Qué cabe esperar de tu relación con el sexo a lo largo del embarazo? A grandes rasgos, y siempre con excepciones, obviamente, pasarás por las fases que te explico en este apartado.

Primer trimestre: cansancio, miedos, desinterés...

En la primera etapa del embarazo es probable que te sientas más cansada y con náuseas. Muchas mujeres, además, tras enterarse de que están embarazadas, les entra un sentimiento de relax, tipo: «vale, ya está, objetivo cumplido», y en consecuencia dejan el sexo en un segundo plano. También puede ocurrirte que te duela el pecho o que tengas miedo de que las relaciones aumenten el riesgo de aborto. Sin embargo, nada de eso debería suponer un impedimento. Si el embarazo transcurre de forma normal, no hay ningún problema por mantener relaciones en esta época. De hecho, puedes aprovechar ese sentimiento de «objetivo cumplido» como argumento para disfrutar más del sexo, pues ya no hay que buscar el embarazo de forma intensiva, ¿no?

Segundo trimestre: una época para el disfrute

En esta etapa, el panorama mejora. Los síntomas molestos se han reducido, los miedos van desapareciendo y la barriga aún no es demasiado grande. En consecuencia, es bastante frecuente que en estos meses haya un mayor disfrute de la sexualidad. Es una etapa de tu vida que no se va a dar muchas veces, así que, ¡aprovéchala! De hecho, debido a la congestión pélvica propia del embarazo (una mayor vascularización de toda esta zona) es probable que alcances el orgasmo con mayor facilidad. Aunque también es cierto que esta hipervascularización a nivel genital a veces puede ocasionar molestias con la penetración, por lo que es igualmente importante que escuches a tu cuerpo y veas si estás incómoda o no durante el coito.

Tercer trimestre: el «tercer invitado»

Muchas parejas se sienten incómodas al mantener relaciones en la recta final del embarazo porque les da la sensación de que hay un «tercer invitado» en la cama. Ciertamente, la barriga es ya muy grande, el bebé no para de moverse y esto puede llegar a ser una «barrera». Lo importante, ser conscientes de que el sexo no es peligroso en esta fase del embarazo y buscar alternativas para superar esta sensación de intrusismo. Asimismo, hay que tener en cuenta que a estas alturas de la gestación es más que probable que se deban adoptar posturas diferentes para poder mantener relaciones y que no sólo existe el coito como elemento de disfrute de la pareja.

¿Mantener relaciones sexuales puede acelerar el parto?

Cuando el embarazo está llegando a término, es frecuente que tanto tu médico como la comadrona te sugieran mantener relaciones para modificar el cuello del útero y así contribuir a la llegada del parto. Los estudios científicos al respecto apoyan esta teoría, pues el semen contiene unas sustancias llamadas prostaglandinas que están involucradas en el proceso de inicio del parto. Así, el sexo influye en este sentido y puede ser una buena ayuda para evitar la inducción del parto en caso de una gestación cronológicamente prolongada. Esto significa que, si estás por encima de la semana 40 y no quieres que te provoquen el parto, mantener relaciones sexuales puede contribuir a que este ocurra de forma natural. Pero no sufras, mantener relaciones sexuales no tiene un papel en aumentar el riesgo de prematuridad.

Llena tu embarazo de momentos mindfulness

a palabra *mindfulness* está de moda en los últimos tiempos. Todo el mundo habla de ella, se usa como coletilla en muchas conversaciones y, por lo que parece, resulta de lo más moderno. Pero ¿qué quiere decir exactamente?

La traducción literal del inglés es «conciencia plena». Es decir, se refiere a focalizar la atención en un momento concreto, a las sensaciones, emociones y percepciones corporales teniendo en cuenta el ambiente circundante. El cerebro debe centrarse en lo que percibe en ese instante en vez de tener pensamientos o reflexiones en los que vincula el pasado y/o el futuro. Dicho de una manera más sencilla: es la capacidad de estar plenamente presente y consciente en el ahora.

Suena fantástico, ¿verdad? Pero cuesta más de lo que parece, especialmente en nuestra sociedad occidental. Estamos educados de una forma en la que todos nuestros pensamientos se relacionan con hechos pasados o futuros. Los mensajes que nos han grabado a fuego son, por ejemplo, «para alcanzar la felicidad mañana, debemos hacer esto hoy». O bien, «si hiciste tal cosa en el pasado, es normal que ahora te sientas así». ¿Y dónde están la felicidad y los sentimientos de ahora, sin tener en cuenta nada más? Las raíces del *mindfulness* se encuentran en el budismo, en la cultura oriental. Y sus técnicas son mucho más útiles que las nuestras para combatir estados de estrés y ansiedad, ¡algo que definitivamente a nosotros nos sobra!

Volviendo a lo nuestro, el embarazo es una etapa de profundos cambios físicos y psicológicos, por lo que es normal que te sientas desbordada en muchas ocasiones, con dudas y miedos, e incluso puede que el anticiparte a determinadas situaciones (como el momento del parto o plantearte si sabrás estar a la altura de las circunstancias cuando nazca tu bebé) te acabe generando estrés. Por eso me parece primordial que, durante estos meses, intentes encontrar momentos para conectar contigo misma, para meditar, relajarte y escuchar a tu cuerpo. Está muy bien que te dejes asesorar por expertos, que escuches los consejos de tus seres queridos y que busques información por diferentes vías, pero sólo tú estás en este momento ahora, con tus circunstancias y tu entorno, así que, partiendo de esto, de tu realidad, prueba a tomar consciencia de ello.

𝓂 i consejo es que aproveches tu embarazo para pensar en ti y en tu bebé. Para meditar, descansar y disfrutar. Busca tus momentos cada día para conectar contigo misma y practica el *mindfulness*. Vive el ahora plenamente, no te agobies por el pasado ni te estreses por el futuro. Las siguientes ideas te ayudarán a conseguirlo:

- **Es el momento ideal para bajar el ritmo.** No vivas a cien por hora. Tómate el embarazo como una etapa de tranquilidad. Ahora que todo el mundo habla de *slow food* y de la importancia de disfrutar plena y conscientemente de la comida, yo propongo un nuevo movimiento: ¡el de la *slow mum*! En ocasiones, la vida va pasada de vueltas. Bájate del carro, relájate y siente tu embarazo. Ya tendrás tiempo de dejarte absorber de nuevo por la intensidad del día a día. El mundo seguirá igual cuando te decidas a volver (¡si es que lo decides!).
- **Un rato al día sólo para ti.** Intenta empezar poco a poco, buscando cinco minutos al día de desconexión. Olvídate del móvil, de la televisión, del trabajo, ¡de todo! Quédate en silencio y piensa, escúchate y, sobre todo, intenta no proyectar. Reflexiona sobre cómo te sientes en ese momento en concreto y aprende a disfrutarlo.

¿Has oído hablar de la haptonomía?

Significa «tacto afectivo» y es una técnica de preparación al parto que consiste en enseñar a los futuros padres diferentes estrategias para crear vínculos con el bebé desde que está en el vientre materno, a través del tacto y de la voz.

Aquí en España es un método que aún no se lleva a cabo en demasiados centros, pero en Francia y en el norte de Europa se considera uno de los métodos más exitosos para la preparación al parto. Involucra al padre desde el principio del embarazo, lo que fortalece

---

la unión de ambos miembros de la pareja y la implicación de los dos en el parto. Además, se continúa con la práctica de ejercicios de psicomotricidad con el bebé hasta que tiene un año de vida. Me parece un excelente método, ¡muy en la línea *slow mum*!

> El momento en que dejas de pensar en lo que puede pasar, empiezas a disfrutar de lo que está pasando.

- **Relativiza lo que no es importante.** Aprende a gestionar el estrés y a relativizar las cosas. Lo verdaderamente importante, lo que ha de focalizar toda tu atención, es tu futuro bebé, la conexión que poco a poco vas a notar que se va creando entre vosotros dos.
- Prueba *hobbies* relajantes. Aprovecha para hacer cosas que hasta ahora a lo mejor no te habías planteado. Prueba con el yoga, te ayudará muchísimo para lograr ese estado de «conciencia plena». Lee, pasea, pierde el tiempo, escribe tus sentimientos... ¡En tu mano está ser una *slow mum* y vivir tu embarazo desde la felicidad!

Tu carrera profesional

Este es uno de los temas que más estrés puede generar estando embarazada e incluso antes de estarlo. A muchas mujeres les viene a la mente el mismo pensamiento cuando ven el test de embarazo positivo: «¿Cómo se lo digo a mi jefe?». O bien, van posponiendo el embarazo porque «ahora no es un buen momento laboral, justo me acaban de hacer fija» o «si me quedo embarazada, seguro que no me dan ese puesto que llevo esperando tantos años».

En la consulta escucho a diario reflexiones de este estilo entre mis pacientes que vienen a hacerse la revisión anual rutinaria. Yo me veo reflejada en ellas, las entiendo perfectamente. Me costó decidirme a quedarme embarazada. Justo acababa de finalizar la residencia, empezaba por fin como especialista y, claro, se me pasó por la cabeza que igual no era el momento idóneo. Pero ¿sabes qué? El momento ideal no existe. No se va a parar el mundo y va a venir alguien a decirte: «embarázate, ¡ahora es perfecto!». Así que, como no sabes lo que pasará mañana, pero lo que sí sabes es que quieres ser madre: ¡lánzate y ve a por ello! Luego, ya verás que todo se irá poniendo en su sitio poco a poco y el embarazo se ganará su espacio por derecho propio en tu vida.

En fin, la cuestión es que no sabes muy bien cómo afectará el embarazo a tu carrera profesional. De entrada, no te preocupes, porque se puede estar embarazada y seguir rindiendo a tope a nivel laboral, así como también es lícito bajar el ritmo o incluso parar de trabajar. Hay muchas fórmulas válidas y tú seguro que encuentras la tuya. Pero, por si acaso te ves un poco perdida, ahí van algunas ideas y reflexiones a tener en cuenta:

- Si tu embarazo es de bajo riesgo y tu trabajo no requiere un esfuerzo físico importante, podrás trabajar casi hasta el final. En el primer embarazo, yo recomiendo a las pacientes trabajar hasta la semana 37, que no es cuestión tampoco de ponerse de parto en la oficina, ¿no? Y esas dos o tres semanas antes de que nazca el bebé, en casa, sin la presión laboral, sientan de maravilla, ya verás (te daré más detalles un poquito más adelante). Si es el segundo embarazo, puede que al final estés más cansada, con lo que es bastante habitual tener que parar hacia la semana 34.

- Si tienes un trabajo que requiere un esfuerzo físico o bien la manipulación de sustancias consideradas peligrosas, o tienes una profesión en la que el embarazo puede suponer una situación de riesgo laboral, debes informarte con el comité de empresa o en la mutua del trabajo para saber si deberías coger la baja laboral en unas semanas concretas o bien deberías solicitar una reubicación del puesto de trabajo dentro de tu empresa. Profesiones con tratamiento especial durante el embarazo son, por ejemplo: trabajadoras de laboratorio con productos químicos, azafatas de vuelo, médicos, profesoras de guardería, técnicas de radiología, enfermeras, trabajadoras en cadenas de montaje o reponedoras en supermercados e ingenieras industriales que trabajen en fábrica. Seguro que hay muchas otras profesiones que no he nombrado y también entran dentro de esta categoría, de manera que, si tienes dudas al respecto, te aconsejo que hables con el departamento de recursos humanos de tu empresa para que te informen bien.

- Si tu trabajo requiere desplazamientos, debes saber que puedes volar en avión sin problemas hasta la semana 36. No obstante, desde la semana 28, deberás llevar un documento emitido por tu ginecólogo en el que ponga que no presentas ninguna complicación en el embarazo que te contraindique volar. Si viajas mucho en coche, mi recomendación es que, a partir de la semana 36, no conduzcas tú sola. No pasa nada por conducir estando embarazada, pero no es aconsejable hacerlo sola en el último mes de embarazo porque, si rompes aguas o empiezas con contracciones, te puedes poner nerviosa y no estar en condiciones para llevar el coche. Puedes hacerlo, pero siempre acompañada de un adulto. Si has de ir al trabajo haciendo un largo trayecto en coche, quizás es el momento para pedir la baja.

Movimiento *slow mum*: aplícalo también en el trabajo
Aunque puedes seguir trabajando hasta el final de tu embarazo, recuerda que no hace falta que le eches más horas que un reloj ni te sientas en deuda con la empresa si te vas a tu hora. Lo primero en estos meses es tu embarazo, no lo olvides, así que mi consejo es que no dejes que el trabajo haga perdértelo.

COSAS QUE DEBES SABER Y TENER EN CUENTA

El permiso de maternidad

- Empieza el día que das a luz y dura 16 semanas. Sí, sólo 16 semanas, por lo que no son ni cuatro meses. El tiempo pasa volando y de verdad que, cuando te toca reincorporarte, miras a tu bebé y piensas: «Es broma, ¿no? ¡Si aún no se sienta ni come papillas ni duerme las noches del tirón!». Mal que me pese, es lo que hay hoy en día en nuestro país.
- Una buena estrategia es guardarte las vacaciones que puedas para juntarlas con esas 16 semanas, añadir también las horas de lactancia (si las compactas todas, ganarás un par de semanas más) y hablar con tu empresa, a ver qué fórmula encontráis para que la reincorporación no sea tan precoz.
- En caso de gemelos tendrás dos semanas más de permiso de maternidad y, en caso de que tu bebé haya sido prematuro, el permiso de maternidad se prorroga todos los días que el bebé esté ingresado en neonatos.

Reducción de jornada laboral

- Si quieres solicitar una reducción de jornada (has de saber que implica la consiguiente reducción de sueldo), tienes derecho a pedirla siempre que tengas un menor de 12 años a tu cargo. Puedes llegar a pedir una reducción de hasta el 50 %.
- No te sientas mal si ves que al reincorporarte tienes la sensación de que no llegas a todo y finalmente has de pedir esa reducción. Hoy en día, con lo larga que es nuestra vida laboral, ¿qué más da que durante unos años frenes un poco a nivel laboral? Te quedarán más de 20 años por delante cuando tus hijos ya hayan crecido y no te necesiten tanto en su día a día. No te sientas culpable por ello. Recuerda, *slow mum*. No serás peor profesional ni mucho menos y, a

cambio, seguramente serás más feliz por poder disfrutar más tiempo de tus *peques*.

Conciliación laboral

- Otro *trending topic* en los últimos años. Ya era hora de que se hablase de ello porque es algo absolutamente necesario y debe llevarse a cabo de una vez por todas. Hay que encontrar la manera de encajar nuestra profesión y nuestra maternidad porque hasta ahora son dos piezas que intentan encajar con un problema muy grande de base: ¡cada pieza pertenece a un puzle diferente!

- No hay aún sobre la mesa propuestas de gobierno reales para promover dicha conciliación, no hay igualdad de género en los puestos directivos, no hay predisposición real por parte de las grandes empresas para poner en marcha proyectos en esta línea, por lo que el tema está complicado. Por suerte, cada vez somos más las mujeres incorporadas cien por cien al mundo laboral en todos sus estamentos, y es nuestra labor luchar para que la conciliación sea una de las prioridades de todos los departamentos de recursos humanos. Desde el Club de las Malasmadres están llevando a cabo toda una serie de acciones y movimientos de lo más prometedores para conseguir mejoras en este sentido, consulta su web para más información: <www.clubdemalasmadres.com>.

Teletrabajo

- No es una opción en todas las profesiones, está claro que no, pero es una alternativa que a raíz del confinamiento por la COVID-19 de la primavera de 2020 ha venido para quedarse. Infórmate bien en tu empresa del modelo de teletrabajo que ofrecen, de las regulaciones al respecto y medita bien si es una alternativa real en tu situación familiar personal. Teletrabajar con niños pequeños en casa es una entelequia similar a la de la conciliación laboral real, pero teletrabajar los primeros meses de vida de tu bebé sí que puede ser una opción que te interese.

Puede ser una buena manera de transicionar del permiso de maternidad a la reincorporación total a tu puesto de trabajo.

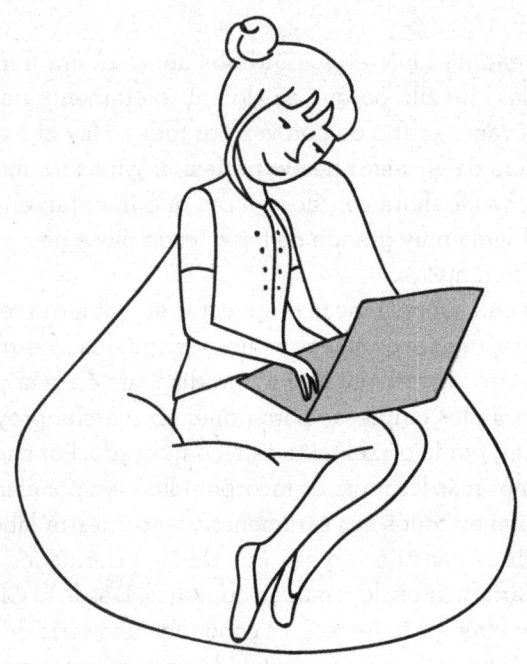

Intenta encontrar tu equilibrio

Una vez, en una charla en el colegio de mis hijos, un padre «veterano» dijo algo que no se me va a olvidar nunca: «Hasta los diez años de vida de nuestros hijos somos sus héroes, su modelo a seguir. A partir de entonces, entrarán nuevos referentes en sus vidas: amigos, profesores, compañeros, personajes públicos, etc. Aprovecha su primera década para marcarle el camino, ya que luego puede ser tarde».

Como siempre, todo coincide. Y los primeros años de tus hijos, esos en los que más te necesitan, son precisamente los mismos en los que llega tu despegue a nivel profesional, de tu crecimiento en la empresa. Es tu labor intentar encontrar un equilibrio y, para ello, párate a pensar: no pasa nada si durante unos años no estás en primera línea a nivel laboral, pero sí que pasa si no estás en primera línea para educar a tus hijos.

Volver al trabajo después de ser madre puede ser duro al principio. Estás en la oficina pensando en tu bebé, agobiada por si podrás ir a buscarlo a la guardería o si llegarás a tiempo a darle la cena. Yo, que de esto sé bastante (con mis horarios intempestivos, he tenido que hacer malabarismos para llegar a todo) te digo: «No te tortures». Piensa en lo mucho que te gusta tu trabajo, en el esfuerzo académico que te supuso, las horas que le has dedicado para llegar donde estás ahora, y disfruta de él las horas que estés allí. Si no, no harás bien ni lo uno ni lo otro.

Yo lo pienso siempre cuando estoy de guardia 24 horas. Claro que me encantaría poder ir a casa a darles un beso a mis peques y contarles un cuento, pero también me apasiona mi trabajo. Ya sabía dónde me metía cuando decidí que quería ser médico y los esfuerzos que eso implicaría. Así que, llamo a mis hijos, les doy un beso por teléfono y me concentro en la noche de guardia. Al día siguiente, salgo pitando del hospital para llegar a casa y desayunar con ellos. Todo es cuestión de equilibrios, ¡encuentra el tuyo!

La vida es como una partida de póker en la que hemos de intentar jugar las cartas que nos han tocado de la mejor manera posible.

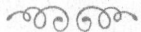

4

¿QUÉ CABE ESPERAR ESTOS NUEVE MESES?

*Todo lo que necesitas saber,
trimestre a trimestre*

Ya te estás metiendo en el mundo del embarazo y muchos conceptos han dejado de sonarte a chino, pero aún te quedan un montón de cosas por descubrir. Muchas de ellas, hasta que no te pasen o no las sientas en tu propio cuerpo, no te las vas a acabar de creer, pero yo, por si acaso, te las voy a ir avanzando.

He aquí algunos de los «misterios» con los que te vas a encontrar en los próximos nueve meses:

* Rampas o calambres nocturnos
  Estás durmiendo tranquilamente, sí, por fin has logrado conciliar el sueño (con lo que cuesta estando embarazada) y, de golpe, ¡rampa en las piernas! Los gemelos se te agarrotan, te has de levantar, caminar un poco y toda la pierna te queda dolorida. Poco a poco se te va pasando, ¡pero a ver quién logra volver a dormirse pensando en que puede ocurrir de nuevo! Tener rampas en el embarazo, sobre todo por la noche, es muy normal. Los motivos son varios: influye la retención de líquidos, el hecho de que el útero presione la pelvis (y por ende los nervios de las extremidades inferiores), los cambios hormonales y el aumento de peso. En cualquier caso, no son nada grave ni tienen repercusión en el bebé. Paciencia, ¡se irán después del parto!

* Palpitaciones o taquicardia
  De repente, tienes la sensación de que el corazón va a mil por hora, de que se te va a salir del pecho. Ocurre porque el

corazón de la embarazada ha de bombear una cantidad extra de sangre para poder llegar al útero que ha crecido de tamaño, a la placenta, al bebé, etc. El hecho de tener que movilizar más cantidad de sangre en cada latido hace que también sea necesario que el corazón bombee más rápido y eso se nota con estas molestas palpitaciones. De manera que, si te ocurre, no te pongas nerviosa, es muy habitual en el embarazo. Sólo deberías consultar a tu médico si las palpitaciones son muy frecuentes o muy molestas, pero, en general, no conllevan ningún problema. La taquicardia es fisiológica en la gestante.

• Hipersensibilidad a los olores
Es un síntoma típico del principio del embarazo que puede llegar a ser muy desagradable. Entras en una cafetería, la misma a la que has ido durante años a desayunar y, de pronto, notas un olor que no puedes soportar, que te molesta y que incluso te puede acabar provocando náuseas. ¿Cómo puede ser?, te preguntarás. Esto es básicamente porque en el embarazo los niveles de estrógenos y progesterona hacen que cambie la permeabilidad de los vasos sanguíneos del tejido mucoso que recubre a la nariz por dentro. Así pues, ese tejido esté más irrigado y, por tanto, más sensible a los olores. Con el paso de las semanas lo más normal es que te vayas acostumbrando y la percepción de olores no sea tan exagerada.

• Ponerse muy morena
También es algo muy frecuente. Te cogerá el sol más que nunca. Los motivos son, otra vez más, los cambios hormonales que se producen en esta etapa que favorecen la producción de melanina. Pero, ojo, esta facilidad no sólo hará que puedas lucir un moreno impresionante sin mucho esfuerzo, también puede provocar que te salgan manchas en la cara y el escote (cloasma) y será la responsable del oscurecimiento de los pezones y la posible aparición de la línea alba (una línea hiperpigmentada que va desde el pubis hasta el ombligo). Así, en verano, disfruta

del sol pero hazlo sin abusar y siempre con protección solar alta, sobre todo en la cara y en el escote. Evitar quemaduras por el sol es algo que todos hemos de tener en cuenta, pero es que encima en el embarazo te conviene intentar evitar la aparición de cloasma.

- Ir al baño muy a menudo

Tener que hacer pipí con frecuencia es otro de los misterios del embarazo que incluso puede llegar a convertirse en algo estresante en el sentido de que te obligará a despertarte varias veces por la noche. Aunque también puede provocar situaciones más cómicas: estás en una reunión con tu jefe, muy concentrada en el tema, y de repente notas que no puedes aguantar ni un segundo más. Has de ir al baño sí o sí, ¡y ya! ¿Por qué pasa? Por varias razones: porque aumenta la actividad de filtrado de los riñones, se retienen más líquidos y el útero ejerce presión sobre la vejiga haciendo que su capacidad de almacenaje se vea algo disminuida. Y en cuanto a la urgencia, es más común al final del embarazo. Se debe, sobre todo, a la presión que el bebé ejerce con sus movimientos sobre la pared de la vejiga.

- Cambios bruscos de humor

Tranquila, no has perdido la cabeza de golpe. Es muy habitual pasar de la alegría a la tristeza en un abrir y cerrar de ojos, tener días en los que estás tan irritable que no te aguantas ni a ti misma o ponerte a llorar al ver un anuncio en la tele. Sí, las hormonas son también las culpables, como en casi todo durante el embarazo. En el primer trimestre, el aumento brusco de determinadas hormonas puede afectar al funcionamiento de unas sustancias cerebrales llamadas neurotransmisores, lo que acaba provocando cambios en el control de las emociones. Generalmente, esta inestabilidad emocional mejora a lo largo del embarazo, y no es hasta pocas semanas antes del parto cuando pueden volver a aparecer. Ahí ya no sólo entran en juego las hormonas, se mezclan también los miedos y la incertidumbre propias de estas semanas finales.

- Pérdidas de memoria y despistes
  Esto es muy típico, especialmente hacia el final del embarazo. No te acuerdas de dónde guardas las cosas y tienes la sensación de que, si no te apuntas algo en la agenda, te resulta imposible recordarlo. Hasta un 80 % de las embarazadas presenta pérdidas de memoria y, si a esto le sumas los cambios de humor y la labilidad emocional (facilidad para el llanto), las últimas semanas de la gestación se pueden volver explosivas. La sensación de despiste puede durar hasta tres meses después de haber dado a luz, así que, sabiéndolo, no te imagines que te pasa algo raro si eres incapaz de recordar dónde has aparcado el coche o si olvidas que tenías cita con el pediatra.

- Arañas vasculares y varices
  Por desgracia, suelen aparecer en casi la totalidad de los casos. Sí, lucir unas piernas de gacela estando embarazada va a ser complicado; pese a todo, tranquila, porque las venitas y varices mejorarán mucho una vez hayas dado a luz. Quizás no desaparezcan del todo y puede ser que de cada embarazo te queden unas cuantas de «herencia», pero mejorarán. Las arañas vasculares son las pequeñas venitas superficiales o capilares que se ven en las piernas de un color azul oscuro o lila. Las varices son una dilatación de las venas superficiales que suelen adquirir un trayecto tortuoso y una coloración azulada visible en la piel. También aparecen en las piernas y pueden hacerlo en la vulva.

¿Y a qué se deben? A varios factores, entre los que destacan:
- La progesterona, hormona predominante en el embarazo, provoca una relajación de las paredes de las venas. Esto conlleva que el diámetro de las mismas aumente, que el flujo sanguíneo se enlentezca y que las válvulas de las venas se vuelvan algo insuficientes.

- El aumento de peso propio del embarazo, la disminución de la actividad física y la retención de líquidos desempeñan también un papel importante en su aparición.
- La compresión física que el útero gestante provoca sobre la vena cava (que recoge toda la sangre de las extremidades inferiores y la pelvis y la devuelve al corazón) y sobre las venas de la zona pélvica hace que el flujo sanguíneo de piernas y periné se vuelva más lento, lo que favorece que surjan varices.

¿Sabías que...?

Las hemorroides, tan típicas en el embarazo, son varices de las venas de la zona perianal. E igual que sucede con las varices que aparecen en las piernas, las hemorroides mejorarán una vez hayas dado a luz.

Primer trimestre del embarazo: empieza la juerga

Casi al mismo tiempo que descubres que estás embarazada, empezarás a notar ciertos cambios extraños en tu cuerpo. El primer trimestre es una época rara, en ocasiones incluso incómoda, pues no es difícil que tengas momentos de desmotivación. Y es que, después de la alegría inicial tras el test de embarazo positivo, del subidón de felicidad al darte cuenta de que vas a ser madre, vendrán días en los que quizás te encuentres mal, o cansada y sin energía... Y, claro, pensarás: «¿El embarazo es esto? ¡No sé si me convence!». Pero puedes estar tranquila, la gran mayoría de síntomas desaparecerán o irán mejorando con el paso de las semanas.

A tener en cuenta: el primer trimestre del embarazo dura hasta la semana 13-14 (sí, recuerda, hay que contar en semanas), y es en el que menos embarazada te verá tu entorno, pero en el que tú sentirás todo lo contrario, porque la cantidad de sensaciones y síntomas nuevos que irás notando día a día se encargarán de recordarte a todas horas que sí, ¡que estás embarazada!

QUÉ VAS A NOTAR EN LAS PRIMERAS SEMANAS

- **Felicidad y alegría.** Por lo general, estarás contentísima, con una sonrisa que no te podrás sacar de la cara. Por fin, después de tanto tiempo planeando y buscando un hijo, viendo a tus amigas embarazadas... ¡Ahora te toca a ti!
- **Dudas y preocupaciones.** Es uno de los momentos en los que más vas a recurrir a «doctor Google», a los consejos de tus amigas y a leer todo lo que caiga en tus manos sobre el embarazo. Estás ávida de información, todo te vale, quieres saber. ¿Mi consejo? No leas en exceso y no consultes fuentes poco fiables. Espérate a la primera visita con tu médico, esa es la ocasión para aclarar todas tus dudas.
- **Sueño y cansancio.** Es uno de los primeros síntomas de embarazo. Es enterarte de que estás embarazada y notar que tienes la sensación de que dormirías todo el día y en cualquier lado. No te preocupes, poco a poco irá desapareciendo, en cuanto tu organismo se vaya acostumbrando a los altos niveles de progesterona propios del embarazo. Aparte de dormir mucho y de no darle mayor importancia, poco más podrás hacer. Bueno sí, una cosa, ponerte como objetivo el retomar la actividad física una vez superes estas semanas iniciales de «hibernación».
- **Náuseas.** Se deben a los cambios hormonales que te están ocurriendo. Lo primero: actitud positiva. Las náuseas acaban pasando casi siempre y es importante que no te autocompadezcas ni lo vayas pensando todo el día. Como habrás podido ver en el capítulo de la dieta, uno de los trucos para aliviar las

náuseas es comer varias veces al día para no dejar el estómago vacío muchas horas y comer sólo lo que te apetece cuando te apetece. Otra medida que funciona: tomar cosas ni muy líquidas ni muy sólidas. Si a pesar de esto no mejoras, consulta con tu ginecólogo, pues es probable que te recete algún fármaco que ayuda bastante. Si eres más de remedios caseros, prueba con suplementos e infusiones de jengibre o de lima.

- Dolor tipo regla. Es muy habitual tener la sensación de que te ha de venir la regla durante las primeras semanas de embarazo. No quiere decir que haya nada que esté mal, tranquila. Te notarás hinchada, con molestias en el bajo vientre, especialmente por las noches. Muy pronto esa sensación irá desapareciendo.

- Molestias en los pechos. Algo muy frecuente, debido a los altos niveles de progesterona que tienes en este primer trimestre. Es habitual que los pechos aumenten bastante de volumen y que los notes hipersensibles. Seguramente deberás cambiar el sostén por uno de una talla más y de estilo más deportivo o, como mínimo, sin aros.

- Digestiones lentas y pesadas. La culpa la tienen también tus hormonas, como de casi todos los efectos secundarios que irás

Recuerda

Hasta tu primera visita al ginecólogo las únicas medidas que has de tomar son las de retirar la ingesta de alcohol totalmente de tu día a día, mantener una dieta saludable y no consumir ningún fármaco sin consultarlo previamente.

Sigue tomando ácido fólico

Debes tomar el suplemento diario de ácido fólico hasta que tu médico te indique que es conveniente cambiarlo por un polivitamínico.

notando. Es importante fraccionar las ingestas en varias veces al día y hacerlas de menor cantidad, así como intentar que transcurra un tiempo largo entre que cenas y te acuestas.

- Alteraciones en el ritmo intestinal. Aquí también tiene su papel la progesterona. Habitualmente estas alteraciones son en forma de estreñimiento, por tanto lo ideal es que intentes mantener una dieta rica en fibra, que la fruta y la verdura estén presentes en todas tus comidas, que bebas mucha agua y que practiques algo de deporte de forma regular.

CONTROLES Y PRUEBAS EN EL PRIMER TRIMESTRE

Si bien es cierto que en función del centro en el que sigas los controles de tu embarazo las visitas a realizar, los controles ecográficos y las analíticas pueden variar un poco, voy a intentar exponer el protocolo de seguimiento de la gestación que llevamos a cabo en el centro en el que trabajo (y que coincide con la gran mayoría de centros especializados en obstetricia)

- La primera visita. Hacia la semana 8 de embarazo, tendrás una primera cita con tu ginecólogo. Es el momento de preguntar todas tus dudas y de comentar con el doctor tus antecedentes mé-

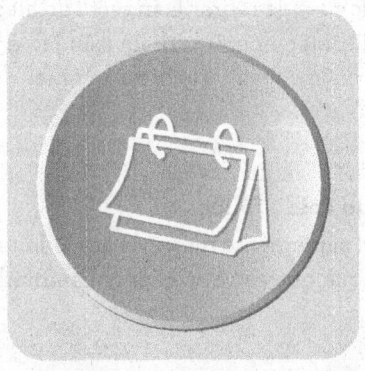

dicos más relevantes. Asimismo, recibirás mucha información al respecto de los cuidados que debes llevar a cabo durante el embarazo, de las pruebas que te irán realizando y del protocolo de control y seguimiento del mismo. Las pacientes muy previsoras piden cita para realizar una VISITA PRECONCEPCIONAL, ¡y a nosotros nos encanta que lo hagan! ¿Y en qué consiste dicha visita? Es una consulta en la que debes aprovechar para contar a tu ginecólogo todos los antecedentes personales relevantes y en la que actualizaréis pruebas complementarias como analítica general, citología y ecografía ginecológica. Además, recibirás consejos sobre estilo de vida y podrás resolver dudas acerca del ciclo menstrual, y los días fértiles.

- Las primeras ecos. Lo más frecuente es que te realicen una ecografía en torno a la semana 8-10 para confirmar que todo está yendo bien y luego otra a final del trimestre (semana 12-13) para poder asesorarte sobre el riesgo de síndrome de Down y otras alteraciones cromosómicas en el embarazo. Si es un embarazo tras una técnica de reproducción asistida, es probable que la primera ecografía de confirmación del embarazo te la realicen muy pronto, sobre la semana seis.

- Análisis de sangre. Te lo harán para ver si has pasado ciertas enfermedades que es importante saber de cara al embarazo, para conocer tu grupo sanguíneo y para comprobar que no tienes anemia ni ninguna otra alteración en hígado, riñones o tiroides. Si tienes más de 35 años, patología endocrinológica de base o antecedentes familiares de diabetes, es probable que ya en la analítica del primer trimestre te hagan una prueba que se conoce con el nombre de Test de O'Sullivan para saber si tienes riesgo de desarrollar una diabetes gestacional.

- Revisión odontológica. Es aconsejable que conciertes una cita con el dentista. Durante el embarazo se producen cambios en el pH de la saliva y aumenta la vascularización de los tejidos mucosos como las encías, esto conlleva que tu salud bucodental pueda verse afectada. Lo ideal es una visita al dentista al principio y otra al final del embarazo.

Sin lugar a dudas, el segundo trimestre es la mejor época del embarazo: te encontrarás ágil, con energía, las molestias del principio habrán desaparecido y aún no tendrás las incomodidades de las últimas semanas. Aprovecha, haz cosas, mantente activa, ¡y disfruta!

El segundo trimestre empieza en la semana 14 del embarazo y dura hasta la semana 27. Es una etapa de transición, ya no estás todo el día con los síntomas iniciales, pero aún ves muy lejano el momento del parto. Es el trimestre perfecto, el más fácil. Es el trimestre en el que te sentirás pletórica y llena de energía, el trimestre que más vas a disfrutar. Esto es, a grandes rasgos, lo que te espera:

- Olvidarte del embarazo. Por extraño que te parezca, te pasará. Te encuentras genial, casi no tienes barriga y estás en un estado de felicidad absoluta. Ya no te sientes tan embarazada como en las primeras semanas, haces vida normal y en ocasiones ni te acuerdas de tu nuevo «estado». ¡Señal de que todo va bien!

- Los primeros movimientos del bebé.
  - Si es tu primer embarazo, los empezarás a notar a partir de las 18-20 semanas (si notas cosas raras en la tripa antes, lo más probable es que sean tus intestinos). Primero percibirás una especie de burbujitas en el bajo vientre, bastante por debajo del ombligo. Luego pueden aparecer sensaciones como de que un pececillo se mueve rápido o incluso como golpecitos muy suaves y repetidos. Dichos movimientos surgirán cuando estés tranquila, generalmente al final del día. La emoción al identificar los movimientos de tu bebé es bastante indescriptible, se parece a la de cuando oyes por primera vez su latido en una ecografía.

- Si es el segundo embarazo, es probable que los empieces a notar un poco antes, hacia las 16-18 semanas. Ya tienes experiencia y, a la que aparecen las famosas «burbujitas», sabes que son los movimientos de tu bebé.
- Algunos factores pueden hacer que los notes un poco más tarde, como el sobrepeso, la colocación de la placenta o si tomas algún tipo de medicación. Ahora bien, si en la semana 24 aún no has percibido movimientos de tu bebé, deberías consultar con tu ginecólogo.

- **La ecografía morfológica.** Es la más importante del embarazo y se lleva a cabo sobre las 20-22 semanas. Esta ecografía debería realizarla siempre un experto en diagnóstico prenatal, pues se lleva a cabo un estudio detallado de todos los órganos y sistemas del feto, y es importante estar bien formado para poder identificar adecuadamente todas las estructuras. Es una ecografía bastante larga, en la que el ginecólogo va a valorar toda la anatomía de tu bebé y además va a mirar ciertas estructuras del útero gestante para poder determinar si existe algún riesgo para la evolución normal del embarazo, como:
  - La localización de la placenta para poder diagnosticar si hay una placenta previa, por ejemplo.
  - La longitud del cuello del útero para ver si existe un riesgo aumentado de prematuridad.
  - Mediante la técnica de doppler, se valora la circulación a través de las arterias uterinas, que son las encargadas de «alimentar» al útero gestante.
  - Se toman medidas de diferentes estructuras fetales para poder constatar el correcto crecimiento del mismo.

- **Analítica del segundo trimestre.** Suele llevarse a cabo hacia las semanas 24-26, y en este análisis de sangre se realiza:
  - Un hemograma completo (para valorar glóbulos rojos, glóbulos blancos y plaquetas), pues a partir del segundo trimestre aumenta el riesgo de aparición de anemia.

- Serologías para determinar toxoplasmosis en embarazadas que no han pasado dicha enfermedad (es decir, se vuelve a mirar que la paciente siga siendo negativa).
- Test de Coombs indirecto en embarazadas que son Rh negativo: es una prueba para valorar que la paciente no ha desarrollado anticuerpos contra sangre de factor Rh positivo, lo que podría ser peligroso en el caso de que el bebé tuviese un factor Rh positivo.
- Test de O'Sullivan: es la prueba de cribado que se hace a todas las embarazadas para ver si tienen riesgo de desarrollar una diabetes gestacional. En caso afirmativo, se realiza la prueba diagnóstica, que se llama «curva de glucosa». Consiste en determinar los valores de azúcar en sangre una hora después de haber hecho una ingesta de 50 gramos de azúcar disueltos en una bebida que parece un zumo de naranja frío. Es una prueba muy famosa entre las embarazadas. Es cierto que la bebida no es muy buena de sabor, pero por experiencia propia te digo que se puede soportar tranquilamente.

- **Clases preparto.** Si te apetece hacer clases de preparación al parto o gimnasia para embarazadas, ya sea en el agua o en suelo, el momento ideal para empezar es hacia las 24-26 semanas. Como hoy en día hay muchas opciones, es importante que encuentres la fórmula que más encaje contigo, con tus gustos, tus horarios y tu estado de forma física:
  - **Cursos de preparación al parto.** Incluyen una parte teórica y una de ejercicios de respiración y preparación para los pujos. Habitualmente se realizan en grupo, y asisten ambos miembros de la pareja.
  - **Gimnasia para embarazadas.** Es una buena alternativa si buscas una preparación al parto algo más dinámica, que requiera un cierto esfuerzo físico siempre adaptado al embarazo. Quizás la teoría queda un poco más de lado en esta modalidad, pero si te gusta el deporte, es tu opción.

- **Métodos de preparación al parto en el agua.** Otra buena alternativa para las futuras mamás deportistas. En el agua te sientes ágil, no pesas y puedes hacer una gran variedad de ejercicios que te ayudarán de verdad de cara al día del parto. El método AIPAP es el más recomendado, pues está impartido por matronas formadas específicamente y está centrado en lograr que la gestante gane en elasticidad, fuerza y resistencia, claves para conseguir un parto vaginal.

- **Haptonomía.** Una técnica para conectar con tu bebé e implicar a tu pareja en dicha comunicación desde el principio del embarazo (tal y como te he explicado en el capítulo 2).

- **Yoga y pilates dedicados al embarazo.** Estas sesiones son una gran opción para las que no son muy amantes del ejercicio físico intenso, pero que quieren lograr un buen estado de forma y preparación de cara al día del parto. Y para las súper deportistas, un buen complemento que supondrá un tiempo de relajación y conexión con el bebé.

- **Preparación al parto on-line:** existen numerosas plataformas que ofrecen contenido de calidad sobre la preparación al parto, el postparto y los cuidados del bebé. A raíz del confinamiento de la primavera de 2020 muchos centros de preparación al parto y consultorios ginecológicos se han puesto las pilas y han lanzado propuestas muy interesantes. Pregúntale a tu ginecólogo, seguro que te recomienda algunos cursos on line que podrás seguir cómodamente desde tu casa. Para las que me seguís en mi faceta digital, sabéis que en mi cuenta de Instagram @unamamiquesemima os voy colgando información relevante sobre el embarazo, el parto y el postparto de forma recurrente.

A pesar de que te vas a encontrar genial, es probable que aparezcan algunas novedades que no habías notado hasta ahora. En general, no son muy molestas y son perfectamente manejables:

• Sangrado de encías y nariz. Las mucosas están hipervascularizadas en el embarazo, y las encías y el tejido que recubre la nariz por dentro son mucosas. Esto hace que al cepillarte los dientes o al sonarte, por ejemplo, puedas notar un pequeño sangrado. No te asustes porque no suele tener mayor importancia. Mantén una buena higiene dental y utiliza un colutorio para encías sensibles.

• Dolor de espalda. Puedes empezar a notar molestias en la espalda cuando lleves mucho rato sentada en la misma postura o después de una caminata larga. Es algo frecuente en el embarazo que combatirás haciendo un poco de deporte y evitando permanecer mucho tiempo en la misma postura. También te ayudará no engordar más de la cuenta y, si el dolor es agudo, hacerte algún masaje con un buen fisioterapeuta u osteópata.

• Agujetas o tirones musculares. Es algo bastante típico en el segundo trimestre, aparecen en flancos, ingles y zona pélvica. Estas molestias se deben a que los ligamentos que sujetan el útero a la pelvis están estirándose y creciendo. No conllevan ningún riesgo y, en general, no provocan dolor intenso.

· ·

Tercer trimestre del embarazo:
¡ya falta poco!

· ·

El último trimestre del embarazo vuelve a ser movidito, tanto en el aspecto físico como en el emocional. Aparecen nervios, miedos y dudas que se acompañan de molestias e incomodidades totalmente nuevas. Por suerte, la recompensa se acerca, el momento de conocer a tu hijo ¡está a la vuelta de la esquina!

Estos tres meses transcurren desde la semana 28 hasta la semana 40 (o hasta el día que des a luz, que puede ser incluso en la semana 42), y aquí volverás a sentirte muy embarazada. Seguirás feliz, eufórica y contenta, pero quizás con un poco menos de energía que en el segundo trimestre y con alguna preocupación de más. En este trimestre el protagonista absoluto pasa a ser tu bebé: todos los pensamientos se centran en él, en comprar todo lo necesario, en la canastilla, en el día del parto, en su habitación, en la lactancia materna... en fin, que es un trimestre en el que dejas de estar tú en el centro de la historia y colocas como protagonista absoluto a tu futuro bebé.

A nivel médico, lo que has de saber sobre el tercer trimestre es básicamente lo siguiente:

- Ecografía de crecimiento. Se realiza sobre las 32-36 semanas y en ella, básicamente, se valora:
  - La posición del bebé. Si no está con la cabecita hacia abajo habrá que revalorar de nuevo hacia la semana 37. Y si sigue sin estar bien colocado, el doctor te explicará las diferentes opciones de cara al día del parto.
  - El crecimiento del bebé. Se calcula el peso fetal estimado en ese momento, teniendo en cuenta medidas de la cabeza, el abdomen y el fémur fetal.
  - Mediante la técnica doppler se puede valorar si es necesario la circulación a través de tus arterias uterinas, a través del cordón umbilical e incluso a través de una arteria del cerebro del feto.
  - La cantidad de líquido amniótico.
  - Repaso de la anatomía del feto.

- Analítica del tercer trimestre. Toca hacérsela también sobre las 32-34 semanas, y en ella debe incluirse un estudio de coagulación. Si aparece algún problema de coagulación, es un signo de alarma que nos advierte de un mayor riesgo de hemorragia postparto y además puede contraindicar la técnica anestésica de la epidural. Asimismo, se vuelve a valorar si la paciente presenta anemia, el funcionamiento del hígado y los riñones y se miran otra vez algunas serologías (toxoplasmosis, por ejemplo). También se realiza una nueva analítica de orina.

- Vacuna de la tosferina. Las recomendaciones actuales en consenso con pediatría son que se debe vacunar de la tosferina a toda embarazada en el tercer trimestre. Y esta vacuna se la debe poner la gestante en cada uno de sus embarazos. Es decir, por encima de las 28 semanas tendrás que ponerte una dosis de dicha vacuna, para lograr el paso de los anticuerpos que generes a través de la placenta (idealmente, póntela hacia la semana 32). De esta manera, logramos que el bebé nazca con una cierta protección frente a esta enfermedad.

- Gammaglobulina anti D. Se administra mediante una inyección intramuscular a todas las embarazadas que son Rh negativo entre las 28 y las 30 semanas de embarazo, aproximadamente, siempre que no se haya hecho un genotipado del grupo sanguíneo del feto en alguna analítica previa (pues si conocemos el grupo del futuro bebé y sabemos que será negativo, no será necesaria esta inyección). Sirve para evitar una posible anemia e ictericia fetal al nacimiento.

- Cultivo vagino-rectal para determinación de la presencia del Estreptococo B. Esta bacteria está presente en la flora vaginal y/o rectal de aproximadamente el 30 % de las mujeres emba-

Y tú, ¿cómo estás?
En el tercer trimestre notarás diversos cambios físicos y emocionales. Estarás más nerviosa e irritable, sentirás que no llegas a todo... pero intenta estar tranquila, ponte en modo *slow mum* y procura disfrutar de esta última etapa del embarazo, tu embarazo.

razadas y no supone ningún peligro para ellas. El ser portadora de esta bacteria tampoco conlleva ninguna sintomatología especial, pero el Estreptococo B puede provocar infecciones severas en el feto al pasar por el canal del parto. En torno a las semanas 35-37 de embarazo, se toma una muestra de flujo vaginal y rectal para saber si la madre es portadora de dicha bacteria, pues en caso de serlo el día del parto se le administra un antibiótico intravenoso para evitar una posible infección fetal al pasar por el canal del parto.

A grandes rasgos, las novedades más importantes que vas a encontrarte en este tercer trimestre son las siguientes:

- Contracciones de Braxton Hicks. Son contracciones uterinas no muy molestas, parecidas a un dolor de regla acompañado de la sensación de que la barriga se pone muy tensa. Son normales a lo largo de todo el tercer trimestre, tienden a ser más frecuentes por las noches y aumentan a partir de la semana 35. En un segundo embarazo pueden ser más frecuentes y de aparición algo más temprana.
- Insomnio. Es bastante frecuente tener insomnio a pesar de estar cansada y es normalísimo despertarse a las cinco de la madrugada y no poder volver a dormir hasta las siete. Además de los cambios hormonales propios del embarazo, en esta etapa aparecen también otros factores que pueden influir, como son los nervios y la ansiedad por la proximidad del día del parto. Aprovecha si estás ya de baja y quédate en la cama un rato más por la mañana, y si has pasado una mala noche: ¡haz una siesta!
- Hemorroides. En estas últimas semanas del embarazo es bastante habitual la aparición de hemorroides, debido a la presión que ejerce el útero gestante sobre la pelvis, lo que hace que el retorno venoso de extremidades inferiores y territorio pélvico se vea enlentecido. Las hemorroides son un reflejo de esta mala circulación venosa en la zona pélvica. Si te ocurre, los baños de asiento y determinadas cremas te aliviarán (consulta con

tu médico). También has de saber que no son algo definitivo, pues al cabo de una semana de haber dado a luz empiezan a remitir. Evita su empeoramiento con una dieta rica en fibra, bebiendo mucha agua y manteniéndote activa para garantizar un buen ritmo intestinal.

- Cambian los movimientos del bebé. Se pueden volver cada vez más intensos (incluso algo molestos) y quizás algo menos frecuentes: el bebé ahora tiene más ratos de sueño, pero, cuando está despierto, sus movimientos son mucho más «organizados», ¡ya es toda una personita!

- Acidez. Puede aparecer por primera vez en este tercer trimestre o agravarse si ya lo padecías. ¿El motivo? El desplazamiento del estómago y el esófago por el crecimiento uterino se suma al papel que tiene la progesterona en relajar la válvula que separa el esófago de la entrada del estómago, así que en las últimas semanas del embarazo es más que probable que experimentes acidez en alguna ocasión. Puedes tomar medicación antiácida para ayudarte a disminuir las molestias, y también te recomiendo evitar las cenas muy copiosas y que intentes no tumbarte justo después de las comidas.

- Estrías. Pueden aparecer en abdomen, pecho y caderas. Para evitarlas, utiliza una buena crema antiestrías a diario y controla

No te olvides del masaje perineal

Te recomiendo que a partir de la semana 32-33 empieces a practicar masaje en el periné un par de veces al día con aceite de rosa de mosqueta o aceite de almendras dulces. Tener bien hidratada esta zona comprendida entre el ano y los órganos genitales garantiza una buena elasticidad de la misma, lo que puede favorecer su distensión el día del parto y, por tanto, disminuir la necesidad de practicar una episiotomía (la incisión que se practica en el periné con el fin de evitar un desgarro de los tejidos durante el parto y facilitar la expulsión del bebé).

tu dieta para no sufrir un aumento brusco de peso. Hidratar tu cuerpo con un aceite corporal como el de almendras dulces también te puede ayudar.

- Flujo vaginal. En el tercer trimestre es normal tener mucho flujo y este puede llegar a ser bastante líquido. Las semanas previas al parto, además, se puede producir la expulsión del tapón mucoso, que es un flujo muy espeso y abundante, en ocasiones manchado por alguna hebra de sangre.

¿Y si vienen dos bebés?

Si estás embarazada de gemelos muchas de las cosas que te he contado sobre lo que cabe esperar en los diferentes trimestres te van a ser igualmente útiles, pero es cierto que tu embarazo va a tener unas particularidades interesantes. Estar embarazada ya de por sí es toda una experiencia, pero estarlo de gemelos, ¡es una experiencia *premium*!

De entrada, nosotros los ginecólogos consideramos que los embarazos gemelares son «de riesgo», con todo lo que ello conlleva: más controles por nuestra parte, más ecografías, más posibilidad de aparición de patología y parto más complicado. Además, los síntomas que vas a notar serán más intensos que en el caso de los embarazos únicos: el primer trimestre se acompañará de náuseas casi seguro, te engordarás un mínimo de 16-18 kg (con las

Mayor control

En general, los embarazos de gemelos son de más riesgo que los de mellizos, ya que el hecho de compartir estructuras como la placenta puede hacer que surjan complicaciones a lo largo del embarazo. Estos embarazos deben controlarse cada quince días en una Unidad de Alto Riesgo Obstétrico.

incomodidades que ello conlleva) y te sentirás menos ágil desde bastante pronto. Hacia el final, tendrás contracciones de Braxton y molestias prácticamente todo el día, pero no desesperes. Sabiendo un poco lo que te espera, tomándotelo con paciencia y cuidándote más que nunca, el embarazo puede transcurrir sin grandes incidencias, ¡y el premio final que te espera es doble!

¿Qué te conviene saber de este embarazo tan especial? Pues muchas cosas que voy a intentar resumirte de forma amena y sencilla a continuación:

→ La diferencia entre gemelos y mellizos

Para nosotros los médicos, todos los embarazos dobles son embarazos gemelares, sin embargo, existe una gran diferencia entre ambos. Los mellizos (el 70 % de los embarazos dobles) son dos hermanos que comparten un espacio, es decir, provienen de dos óvulos y dos espermatozoides diferentes. Por tanto, pueden ser del mismo sexo o de diferente sexo y no son genéticamente idénticos.

Los gemelos (el 30 % restante) provienen de un mismo óvulo y un mismo espermatozoide y, en función del día de división del óvulo fecundado, pueden darse diferentes situaciones:

- División entre día 1 y 3: cada uno tiene su propia placenta y su propia bolsa de líquido amniótico. Se comportan como los mellizos, como dos hermanos que comparten el útero y son embarazos gemelares bicoriales biamnióticos (dos placentas, dos bolsas).
- División entre el día 4 y 8: tienen una sola placenta y dos bolsas de líquido amniótico. Es la situación más frecuente. Se llaman embarazos gemelares monocoriales biamnióticos.
- División entre el día 8 y 13: tienen una sola placenta y una sola bolsa de líquido amniótico (monocoriales monoamnióticos). Es muy poco frecuente.
- División por encima del día 13: siameses. Están unidos por alguna parte de su cuerpo. Muy infrecuente.

Duración. Los embarazos gemelares no deberían durar más de 38 semanas. Así pues, si no has dado a luz llegada esta semana, lo más habitual es que te induzcan el trabajo de parto.

Tasa de prematuridad. Con los gemelos llega al 50 %. Pese a ser una tasa muy elevada, es cierto que la prematuridad severa (por debajo de las 32 semanas) no supera el 15 %. La mayor prevalencia de prematuridad es uno de los factores que convierte a los embarazos gemelares en embarazos de riesgo.

Patología médica. En los embarazos gemelares también existe mayor riesgo de desarrollar ciertas patologías asociadas, como diabetes gestacional, anemia o enfermedades hipertensivas del embarazo.

Tasa de cesárea. La tasa de cesárea en embarazos gemelares es mayor que en embarazos únicos. De entrada, si el primer bebé está colocado de nalgas, será una indicación de cesárea. Si es el segundo bebé el que está de nalgas o en posición transversa, aunque el primero esté bien colocado, puede ser que tu ginecólogo te indique igualmente una cesárea. Sí que es cierto que en esta última situación se puede intentar un parto vaginal, pero asumiendo que será más complicado que cuando los dos gemelos están de cabecita. Habla con tu ginecólogo de la vía del parto y escoged aquella en la que los dos os sintáis más cómodos.

Más kilos. El aumento de peso de la madre es bastante más elevado que en el caso de un embarazo único. Como mínimo, se recomienda un incremento de unos 16 kilos, pero siempre manteniendo una dieta sana y equilibrada.

Menos actividad. En el caso de los embarazos gemelares, a partir de la semana 24-26, se aconseja una disminución de la actividad física a la madre, lo que puede conllevar una baja médica. Es importante que estés mentalizada y que entiendas que es primordial contar con tu colaboración en la fase final de la gestación: un reposo relativo nos ayudará a intentar disminuir esas tasas de prematuridad ya de por sí más elevadas en los embarazos múltiples.

Más controles médicos. En un embarazo gemelar se hacen ecografías cada 4 semanas como mínimo, si bien es cierto que si son gestaciones gemelares de complejidad (porque comparten placenta, por ejemplo) los controles pueden ser quincenales.

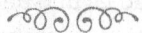

5

CONSEJOS MÉDICOS
Y PATOLOGÍAS
MÁS FRECUENTES

---

*Consulta este capítulo
siempre que tengas dudas*

stando embarazada vas a enfrentarte a un montón de situaciones que no sabrás si considerarlas normales o no. Muchas de ellas seguro que lo son y, probablemente, ya las habrás podido leer en el capítulo anterior. Sin embargo, hay muchas otras que no sabrás cómo gestionar: no quieres ponerte nerviosa por tonterías, pero tampoco quieres que, por no preguntar, le pueda pasar algo al bebé, ¿verdad?

Lo cierto es que con un poco de lógica y sentido común, en la mayoría de casos, tomarás la decisión correcta: acudir a Urgencias cuando el motivo así lo requiera o bien consultar las dudas con tu ginecólogo en la siguiente visita cuando el tema no sea tan importante. Por si acaso, aquí te explico los principales motivos que deberían hacerte ir a Urgencias en los tres trimestres del embarazo.

En el primer trimestre

- Sangrado vaginal en cantidad similar a una regla, que puede implicar una amenaza de aborto. En cambio, pequeñas pérdidas rosadas o marrones pueden ser normales en las semanas iniciales del embarazo. Si bien es cierto que si el sangrado es escaso, pero se acompaña de dolor o bien te genera mucha intranquilidad, mi consejo es que te acerques a Urgencias para que mediante una ecografía puedan comprobar que todo sigue en orden.
- Dolor intenso en el bajo vientre. Las molestias tipo regla, por otro lado, son muy frecuentes en este trimestre (especialmente a últimas horas del día).
- Náuseas y vómitos que te impiden una ingesta de líquidos o alimentos durante más de 12 horas, pues podría existir un riesgo de deshidratación.

En el segundo trimestre

- Dolor abdominal similar a una regla intensa o a un retortijón, con una cadencia muy marcada (cada 20 minutos, por ejemplo) y que no mejora en reposo, pues habrá que descartar que no se trate de contracciones.
- Cambio sustancial en el patrón de movimientos del bebé, o no notar movimientos durante un largo período de tiempo. Lo primero en una situación así es no ponerte nerviosa: come algo y espera en reposo unos diez minutos para ver la reacción del bebé. Si pasado este tiempo sigues sin quedarte tranquila porque no lo notas o sus movimientos son muy diferentes, entonces es cuando debes consultar.
- Sangrado en cantidad similar a una regla.
- Sensación de pérdida de líquido.
- Dolor difuso e intenso en toda la barriga, que no cambia de intensidad, pero que es sordo y continuo.

En el tercer trimestre

- Incremento de peso de forma muy brusca, generalmente acompañado de hinchazón importante de piernas y tobillos.
- Dolor de cabeza intenso.
- Dolor en la boca del estómago, acompañado de náuseas intensas.
- Picor intenso en la piel, predominantemente en las manos y los pies, y que se acentúa por la noche.
- En este trimestre, los motivos por los que acudir a Urgencias también engloban los del segundo trimestre, sumando los signos de ponerse de parto al final del embarazo, que te explicaré con detalle en otro capítulo más adelante.

Independientemente de las semanas de embarazo

- Fiebre por encima de 38 °C. Aunque creas que es un resfriado o una gripe, si tienes fiebre alta, has de consultar en Urgencias. Estando embarazada te puedes poner enferma igualmente y puedes pasar una gastroenteritis o una gripe, pero conviene asegurarse de que no está afectando a tu embarazo y valorar qué tratamiento puedes hacer. La fiebre alta mantenida en el tiempo no es una situación bien tolerada por el feto, así que conviene iniciar antitérmicos e intentar encontrar rápidamente el foco de la misma.
- Molestias al orinar. Las infecciones de orina son mucho más frecuentes en las mujeres que en los hombres, y aún más comunes a lo largo del embarazo. Son una complicación relativamente habitual y que conviene tratar con antibiótico.
- Cambios en el flujo vaginal: flujo que molesta, ocasiona picor o es muy abundante.
- Varices muy dolorosas, hemorroides que molestan o sangran frecuentemente.
- Si recibes de forma accidental un golpe fuerte o una contusión en el abdomen.
- Si te ocurre cualquier cosa que te haría acudir a Urgencias sin estar embarazada: torceduras de tobillo, picaduras raras

Ante todo, quédate tranquila

A pesar de este listado de motivos, pueden surgir infinidad de situaciones que te hagan acudir a Urgencias estando embarazada. Además, como les digo yo siempre a mis pacientes: «Es mejor ir de más que de menos». Es decir, ante la más mínima duda, no vale la pena aguantarse y quedarse en casa inquieta. Si no te vas a quedar tranquila, ve a Urgencias a que te valoren, que miren que tu bebé está bien y, si no es nada grave, ¡mucho mejor! Te vuelves a casa con la tranquilidad de que fue una falsa alarma.

Informarse bien

Es importante que en una de las primeras visitas con tu ginecólogo te informes bien del circuito a seguir si tienes una urgencia fuera del horario habitual de visitas y de si en el hospital en el que vas a dar a luz hay equipo de guardia presencial de 24 horas.

de insectos, dolor de muelas, reacciones alérgicas en la piel, etcétera.
- Malestar generalizado, con dolor difuso en la barriga y presencia de fiebre o febrícula.

Medicamentos y vacunas durante el embarazo: qué has de saber

Por suerte, las mujeres embarazadas son muy conscientes, en general, de que no deben tomar ningún fármaco sin antes haberlo consultado con su médico, pues saben que podría suponer un riesgo para su bebé. De hecho, tan aprendido tienen este concepto que incluso cuando su médico les indica que deben tomar un medicamento o vacunarse de algo, su primera respuesta es una pregunta: «Pero ¿no será peligroso para mi bebé?».

Pues bien, leerte lo que hay escrito a continuación va a irte muy bien: en parte para desmitificar la leyenda urbana de que los medicamentos son muy peligrosos en el embarazo, y en parte para convencerte de lo importante que es que te vacunes de lo que está indicado durante la gestación.

¿Y por qué ese miedo generalizado a los medicamentos durante el embarazo? ¿Hay alguna particularidad de los mismos que realmente los haga peligrosos durante la gestación? Ciertamente, este es un tema con el que no conviene frivolizar, así que mucho mejor seguir teniéndoles el respeto que les tenemos.

CÓMO AFECTAN LOS MEDICAMENTOS EN EL EMBARAZO

- En el embarazo se producen una serie de cambios fisiológicos (en los vasos sanguíneos, en el funcionamiento del sistema digestivo...) que pueden hacer variar la distribución y eliminación normal de los medicamentos. Es decir, no podemos predecir al cien por cien cómo se va a comportar un fármaco si lo toma una embarazada.
- Como norma general, en el embarazo debe evitarse el consumo de cualquier fármaco salvo que sea absolutamente imprescindible. La única excepción son los polivitamínicos y suplementos alimenticios, que realmente resultan beneficiosos para la gestante.
- Conviene intentar evitar, especialmente, la toma de medicamentos durante el primer trimestre del embarazo, pues es cuando se lleva a cabo la organogénesis o formación de los órganos del bebé.
- Los medicamentos se clasifican en función de su riesgo durante el embarazo. Este riesgo es, básicamente, de teratogenia, es decir, de provocar malformaciones estructurales en el feto.

Categorías farmacológicas en embarazo según la FDA

○ Categoría A: sin riesgos aparentes. Se han hecho estudios en mujeres embarazadas y no se han demostrado riesgos.
○ Categoría B: sin riesgos confirmados.
○ Categoría C: riesgos no descartables.
○ Categoría D: riesgos demostrados.
○ Categoría X: fármacos contraindicados, el riesgo fetal es tan importante que supera cualquier posible beneficio.

Los que se pueden tomar de forma segura son los de las categorías A y B de la FDA (Food and Drug Administration).

Ahora bien, teniendo en cuenta este escenario, y sin olvidar que en caso de duda es mejor no tomar nada, hay muchos fármacos de consumo frecuente en la población que la embarazada puede tomar sin riesgo (porque sabemos que pertenecen a la categoría A o B de la FDA).

¿QUÉ FÁRMACOS PUEDEN TOMARSE EN EL EMBARAZO SIN RIESGO?

• Para aliviar el dolor puedes tomar sin problemas paracetamol. Truco: si lo tomas de 1 gramo y efervescente, notarás el efecto más rápido. No deberías tomar ningún antiinflamatorio por tu cuenta (Enantyum®, Nolotil®, Voltarén®, ibuprofeno...): sólo en casos extraordinarios y, bajo prescripción de tu médico, podrías tomarlos.

• En caso que fuese necesario, hay varios antibióticos que puedes consumir, como por ejemplo: Augmentine®, Zitromax®, Monurol® o eritromicina. Obviamente, sólo cuando te los ha recetado tu médico. Nunca te automediques estando embarazada; si bien es cierto que la mayoría de antibióticos más frecuentes los puedes consumir, hay algunos que están totalmente contraindicados en el embarazo.

- Si tienes acidez, podrás tomar antiácidos tales como omeprazol o famotidina; coméntalo con tu ginecólogo y él te recetará el más adecuado.
- Para el estreñimiento podrás tomar laxantes, así como utilizar supositorios de glicerina o enemas.
- Para las reacciones alérgicas, podrás tomar antihistamínicos tales como Polaramine®, Zyrtec®, Ebastel® y casi todos los de uso más frecuente.
- Medicación tópica (cremas, gotas oftalmológicas y gotas para el oído): podrás utilizar gran variedad de fármacos de este tipo, pero consulta siempre antes con tu médico.
- Para el herpes labial se puede usar Zovirax®, tanto en crema como en comprimidos.
- Para infecciones vaginales por hongos se pueden usar los óvulos vaginales y las cremas, pero se desaconseja el tratamiento vía oral.
- Si tienes hipotiroidismo podrás tomar sin riesgo el Eutirox®.
- Para la diabetes pueden utilizarse tanto la metformina como la insulina.
- Si es necesario, podrás tomar ácido acetil salicílico (aspirina®) o administrarte heparina subcutánea.

Recuerda

Ante la duda de si puedes tomar tal o cuál fármaco, de entrada, mejor que no. Y, si estás en el primer trimestre, todavía menos.

¿Qué vacunas se recomiendan en el embarazo?

Vacuna de la gripe

Muy recomendable su administración en cualquier trimestre del embarazo, siempre que haya disposición de la misma (de octubre a mayo).

Debido a los posibles efectos secundarios que puede ocasionar, como fiebre y malestar, en ocasiones se aconseja demorar su administración por encima de las 14 semanas (aunque no hay ningún riesgo de teratogenia si se administra en el primer trimestre).

Las vacunas comercializadas en España son vacunas inactivadas, con lo que no tienen ningún riesgo ni para la embarazada ni para el feto. En el embarazo, la gripe puede ser una enfermedad grave, sobre todo en el segundo y tercer trimestre, por lo que en el período de campaña de vacuna antigripal está indicado que la gestante se vacune. Así no sólo disminuirá el riesgo de que ella se ponga enferma, sino que también se conseguirá proteger al bebé en sus primeros meses de vida.

Vacuna combinada tétanos-difteria-tosferina

Protege a la paciente y al bebé del tétanos y la tosferina.

En los últimos años ha aumentado la incidencia de tosferina grave en los lactantes de menos de seis meses. Vacunando a la madre en el tercer trimestre (por encima de las 28 semanas) con una dosis única se consigue que haya paso transplacentario de los anticuerpos y así el bebé nacerá con cierta protección frente a la tosferina.

La indicación de esta vacuna es independiente de la última dosis recibida de la vacuna del tétanos.

Vacuna de la hepatitis B

Está indicada sólo en pacientes de riesgo (con enfermedades crónicas del hígado, con HIV, personal en contacto profesional con materiales contaminantes (como policías, bomberos...) y pacientes en hemodiálisis.

Vacuna COVID-19 y gestación

Las recomendaciones más recientes del Ministerio de Sanidad y la FACME (Federación de Asociaciones Científico Médicas Españolas) son de julio 2021, y básicamente dicen así:

1. Se recomienda la vacunación frente a la COVID-19 a las gestantes.
2. No existe contraindicación para la vacunación frente a la COVID-19 en ningún trimestre de la gestación.
3. Se debe facilitar que las gestantes lleguen completamente vacunadas al periodo de máximo riesgo de complicaciones en caso de infección por COVID-19 (finales del segundo trimestre y tercer trimestre del embarazo).
4. Se debe priorizar la vacunación de las embarazadas.
5. Las vacunas elegidas para mujeres gestantes deben ser de ARNm.

Vacuna frente al Virus Respiratorio Sinsticial (VRS)

Actualmente esta vacuna, formulada a partir de partículas del virus, se recomienda en todas las gestantes en su tercer trimestre del embarazo, para lograr protección enfrente a la bronquitis del recién nacido. En ensayos clínicos ha demostrado una eficacia en proteger al recién nacido de enfermedad respiratoria grave cercana al 85%. La vacuna es segura, pues no contiene virus vivos ni atenuados, y logra el paso de anticuerpos maternos frente al VRS a través de la placenta. Se requiere una única dosis, idealmente entre la semana 32 y 36 de la gestación.

¿Qué vacunas no son seguras durante el embarazo?

Todas las vacunas con microorganismos atenuados están contraindicadas en la embarazada, por el riesgo teórico para el bebé.

- Varicela.
- Sarampión-rubéola-parotiditis.
- Fiebre amarilla.
- Tifoidea oral.
- Tuberculosis.

Por último, hay determinadas vacunas que se aconseja administrar antes del embarazo en caso de que la paciente no presente inmunidad (es decir, que no haya pasado dicha enfermedad o bien no haya sido vacunada o no haya generado los anticuerpos suficientes a pesar de haber recibido la vacuna).

Si vas a realizar una visita pregestacional (antes de estar embarazada), lo más habitual es que el médico te pida una analítica para ver si tienes inmunidad frente a diferentes enfermedades infecciosas. En caso de que no la tengas, te recomendará que te vacunes de varicela, rubéola y hepatitis B (si cumples alguno de los criterios de riesgo que he mencionado). Después de haberte vacunado de estas enfermedades, deberías esperar como mínimo un mes antes de tratar de quedarte embarazada.

¡No te olvides de ir al dentista!

La salud bucodental durante el embarazo es un tema a tener muy en cuenta, más importante de lo que puede parecer *a priori*. Nuestra labor, la de los ginecólogos, es insistir a las pacientes sobre la conveniencia de ir al dentista estando embarazada y tengo la sensación de que insistimos menos de lo que deberíamos. Si a este hecho le añadimos el miedo y la pereza generalizada que da ir al dentista, el resultado es que la salud bucodental de nuestras pacientes se ve resentida.

Por eso me ha parecido importante comentarte en este libro que es realmente importante que acudas al dentista estando embarazada. Entiendo que no te apetezca nada, pero sabiendo que no es perjudicial para el bebé y que para ti sólo son ventajas, ¿a qué esperas? ¡Pide cita en cuanto acabes de leer este capítulo!

→ *Los cambios que se producen en la cavidad bucal durante el embarazo*

- A lo largo de la gestación se producen una serie de cambios hormonales que hacen que aumente la permeabilidad de los vasos sanguíneos de la cavidad oral y que disminuyan los niveles de defensas de la gestante. Esto se traduce en mayor riesgo de inflamaciones e infecciones como gingivitis y periodontitis.
- Las embarazadas son más susceptibles a sufrir pequeños sangrados de las encías al cepillarse los dientes, pues se encuentran hipervascularizadas y más sensibles.
- En el embarazo cambia el pH de la saliva, lo que deriva en un aumento del riesgo de sufrir caries, erosiones y movilidad de piezas dentales.
- En el tercer trimestre del embarazo, debido entre otras cosas a que las pacientes incrementan el consumo de carbohidratos tanto en cantidad como en frecuencia, aumenta la producción de placa dental y el riesgo de periodontitis.

Como puedes ver, en el embarazo aumenta el riesgo de que presentes patología bucodental, así que mi consejo es que extremes las medidas de higiene, cepillándote los dientes después de cada comida y utilizando un colutorio especial para encías sensibles.

Además, lo ideal sería acudir al dentista una vez al principio del embarazo, para hacer una valoración inicial del estado de salud bucodental, someterte a una higiene dental completa y valorar la necesidad de realizar tratamientos adicionales. Asimismo, deberías volver al dentista hacia el final del embarazo para una revisión completa y que el odontólogo pueda comprobar que no han aparecido complicaciones durante el período de gestación.

Y la gran pregunta que toda embarazada hace en la consulta cuando le aconsejo que acuda al dentista: «¿Es seguro ir al dentista en mi estado?». La respuesta es rotundamente sí. Es más beneficioso ir al dentista que no ir, por todos los motivos que acabo de argumentarte. Y entonces, ¿por qué existe la leyenda urbana de que en el embarazo el dentista no puede hacer prácticamente ningún tratamiento? Creo que se suman varios factores que conllevan a mantener dicha falsa creencia:

- El miedo y la ansiedad que genera el ir al dentista. Ya no nos gusta ir cuando no estamos embarazadas, así que en el embarazo tenemos la excusa perfecta. De hecho, ¡creo que los dentistas y los ginecólogos somos de los profesionales sanitarios a los que más pereza da ir a visitar!
- El desconocimiento de la importancia de mantener una buena salud bucodental durante el embarazo.
- El convencimiento de que el tratamiento puede resultar perjudicial para el feto.
- Frecuentemente, los odontólogos no están completamente seguros de la posibilidad de realizar o no determinados tratamientos a las embarazadas, y los obstetras no insistimos lo suficiente en la necesidad de realizar una visita rutinaria al dentista a lo largo del embarazo. Aquí nos hemos de esforzar ambos profesionales sanitarios: si queremos una buena salud bucodental en las gestantes, nuestros mensajes no pueden ser contradictorios.

Una vez asumido lo importante que es ir al dentista, ¿qué has de tener en cuenta? Básicamente, que te podrás someter a casi todos los tratamientos que sean necesarios, siempre teniendo en cuenta algunos factores:

- Si es necesario pueden hacerte radiografías de piezas dentales y ortopantomografías (radiografías de la mandíbula y todos los dientes), siempre que te pongan el delantal de radioprotección para evitar radiación al feto.

- La anestesia local que utiliza el dentista no va a resultar perjudicial para el bebé.
- Podrás tomar antibiótico durante unos días si tienes una infección dental o el dentista lo considera necesario después de haberte extraído una pieza dental, haberte puesto una funda o un empaste.
- Para mitigar el dolor posterior a una intervención, desaconsejamos la toma de antiinflamatorios. Lo ideal es tomar paracetamol, así que infórmate antes de si el proceso va a ser muy doloroso o no. En caso de que resulte doloroso, demóralo hasta después del parto siempre que sea posible.

Diabetes gestacional: más frecuente de lo que parece

Es una de las patologías más frecuentes del embarazo. Afecta aproximadamente a un 10 % de las embarazadas y, si bien es cierto que no suele ser grave, requiere controles específicos por parte de la paciente para evitar complicaciones a lo largo del embarazo y en el momento del parto.

La diabetes gestacional es una disminución de la tolerancia a los hidratos de carbono que se diagnostica por primera vez en el embarazo. En los casos en los que todo va bien, a partir del segundo trimestre, se desarrolla un aumento de la resistencia periférica a la insulina y una disminución de la tolerancia a la glucosa. Esto provoca un aumento de la secreción de insulina, una hormona que actúa como una llave que ayuda a la glucosa (azúcares) a entrar en las células de nuestro cuerpo para que estas la utilicen como energía. Sin embargo, hay un porcentaje de embarazadas que no son capaces de poner en marcha este mecanismo de compensación (aumentar la producción de insulina) y acaban desarrollando una diabetes gestacional (que sería un acúmulo excesivo de glucosa en la sangre). Y es que, si falta insulina, la glucosa no puede entrar bien en las células y se acumula en la sangre, lo que acabará siendo perjudicial a medio y largo plazo.

FACTORES DE RIESGO PARA DESARROLLAR UNA DIABETES GESTACIONAL

- Obesidad y sobrepeso materno.
- Historia familiar de diabetes.
- Antecedente de diabetes en embarazos anteriores: riesgo de recurrencia del 40 %.
- Antecedentes de hijos nacidos con más de 4 kg.
- Edad materna por encima de los 35 años.
- Presencia de patología tiroidea.
- Antecedentes de prematuridad, polihidramnios (exceso de líquido amniótico) o de muerte perinatal sin causa aparente en anteriores embarazos.

¿CÓMO SE DIAGNOSTICA LA DIABETES GESTACIONAL?

- Es una enfermedad asintomática en la mayoría de casos, por lo que se debe hacer un test de tolerancia a los hidratos de carbono a todas las embarazadas. Es el famosísimo Test de O'Sullivan, que se realiza entre las 24 y las 28 semanas de gestación. Consiste en realizar una determinación de glucosa en sangre una hora después de haber ingerido 50 gramos de glucosa. El test se considera positivo si el valor de azúcar en sangre es superior a 140 mg/dl, lo que ocurre en casi un 30 % de las embarazadas.

- Cuando el test de O'Sullivan sale alterado habrá que hacer una prueba para ver si realmente la embarazada tiene o no una diabetes. Esta prueba se llama Curva de glucosa o Test de sobrecarga oral de glucosa y determina los niveles de azúcar en sangre en ayunas, al cabo de una hora de haber ingerido 100 g de glucosa, al cabo de dos horas y al cabo de tres horas (los 100 g de glucosa se ingieren bebiendo un zumo el doble de dulce que el del test de O'Sullivan).

○ Los resultados de la curva deberían ser:
  - En ayunas: menor a 105 mg/dl.
  - En la primera hora: menor a 190 mg/dl.
  - En la segunda hora: menor a 165 mg/dl.
  - En la tercera hora: menor a 145 mg/dl.

○ Cuando salen valores alterados, se obtiene el diagnóstico de diabetes gestacional. Cuando hay un solo valor alterado, se denomina intolerancia a los hidratos de carbono y deberemos repetir la curva de glucosa al cabo de tres o cuatro semanas.

• Más allá de la semana 24 de embarazo, en determinadas situaciones es obligatorio realizar el test de O'Sullivan:

○ En el primer trimestre se realizará a todas las embarazadas con riesgo alto de desarrollar diabetes: mayores de 35 años, con antecedentes de diabetes en un embarazo anterior, con obesidad, con patología tiroidea o con antecedentes familiares de diabetes.

○ Hasta hace poco en el tercer trimestre del embarazo se repetía el test de O'Sullivan en aquellas pacientes en las que aparecen complicaciones que se asocian típicamente a la diabetes gestacional (aumento excesivo de peso materno, exceso de líquido amniótico o peso fetal estimado muy por encima de la media), pero se ha demostrado que en estos casos en los que sospechamos que puede haber aparecido una diabetes gestacional tardía es mejor hacer una curva de glucosa de entrada.

EL TRATAMIENTO DE LA DIABETES GESTACIONAL

El principal objetivo del tratamiento es conseguir que la embarazada mantenga niveles de azúcar en sangre adecuados y sin oscilaciones. Es decir, interesa que los valores de glucosa en sangre sean lo más constantes posibles a lo largo de todo el día. Para ello, se ponen en marcha las siguientes medidas:

- Dieta para lograr una ingesta equilibrada de hidratos de carbono, de aproximadamente 1.800 kcal/día. Se realizan seis ingestas al día, intentando mantener un horario regular y no estar más de tres horas sin ingerir alimentos. La proporción de hidratos de carbono será del 45 % aproximadamente, el 20 % serán proteínas y un 25-30 % grasas (monoinsaturadas).
- Controles diarios de los niveles de azúcar en sangre. Los lleva a cabo la propia paciente mediante un pinchazo en la yema de un dedo y cogiendo una gotita de sangre con una de las tiras reactivas. Los valores normales son por debajo de 95 mg/dl en ayunas y por debajo de 140 mg/dl una hora después de las comidas. Lo habitual es que la embarazada tenga que hacer cuatro determinaciones al día, una en ayunas y tres después de las comidas.
- Ejercicio físico. Hacer deporte aumenta el consumo de glucosa (pues las células la utilizan como energía) y mejora la sensibilidad a la insulina. Un ejercicio aeróbico moderado y regular se considera necesario para un buen control de la diabetes, así que es habitual que se recomiende a estas pacientes que caminen a buen ritmo 30 minutos después de cada una de las comidas principales.
- Tratamiento adicional con insulina: en general queda reservado para aquellas pacientes que no logran un buen control de los niveles de azúcar con la dieta y el ejercicio. Existen básicamente dos tipos de insulinas, las de acción rápida y las de acción lenta, y no siempre que se requiere tratar a las pacientes con insulina se indicarán los dos tipos. Las rápidas son las que la paciente se inyectará justo antes de las comidas, y la lenta en general se reserva para administrarla a última hora del día y lograr así mantener niveles controlados de glucosa a lo largo de toda la noche.

- No difiere mucho del control de un embarazo normal si con el tratamiento de la diabetes se están consiguiendo buenos controles del azúcar. Puede ser necesario hacer alguna ecografía adicional para valorar el peso del bebé.

- En general, no será necesario finalizar el embarazo antes del término si no hay ningún otro factor de riesgo. Si en la semana 40 de embarazo la paciente no se ha puesto de parto, puede estar indicada una inducción del mismo, especialmente si hay algún otro factor de riesgo asociado o los controles de la glicemia capilar no resultan óptimos.

- Hay un riesgo incrementado de cesárea y de parto instrumentado, sobre todo por el hecho de que los hijos de madre diabética pueden tener un peso algo más elevado de lo estándar.

- Durante el parto será necesario hacer controles horarios del azúcar en sangre y puede requerirse tratamiento con insulina. En el postparto inmediato no se realizará tratamiento.

- A partir de los dos meses postparto y/o al haber acabado la lactancia materna, se realizará una prueba a la madre para valorar si ha normalizado los niveles de azúcar o si tiene tolerancia alterada a la glucosa. (Un porcentaje muy pequeño de pacientes con diabetes gestacional no van a lograr normalizar sus niveles de azúcar en sangre después del embarazo.) Asimismo, se debe advertir a la paciente que tiene mayor riesgo de desarrollar una diabetes del adulto si no controla los otros factores de riesgo asociados, especialmente el sobrepeso y la poca actividad física.

Preeclampsia y enfermedades hipertensivas
del embarazo

eguro que has oído esta palabra algo extraña antes: preeclampsia. Es una patología propia del embarazo, con una incidencia aproximada del 5 % en nuestro entorno, que si no se controla de forma adecuada puede llegar a ser grave. Se debe básicamente a una alteración en el funcionamiento de la placenta (que es el órgano que se desarrolla en el útero materno durante el embarazo y sirve de fuente de oxígeno y nutrientes al bebé), con lo que el tratamiento definitivo consiste en finalizar el embarazo, es decir, en provocar el parto.

Ahora bien, hay circunstancias individuales que requieren tomar diferentes medidas terapéuticas.

- Si aparece pronto en el embarazo, se intenta manejar la situación con fármacos para «ganar» semanas y no someter al bebé a una prematuridad excesiva.
- Si aparece en las últimas semanas del embarazo, lo más lógico es indicar la finalización del mismo.

Para poder explicarte de forma más comprensible en qué consiste la preeclampsia y los problemas de tensión arterial en el embarazo, creo que primero es bueno que te introduzca una serie de conceptos:

- Tensión arterial: es la fuerza que ejerce sobre las paredes de las arterias la sangre que circula por el interior de las mismas, se mide en unas unidades que se conocen como milímetros de mercurio (mm Hg). Si la tensión está elevada quiere decir que esa fuerza es excesiva, y a la larga puede dañar las arterias y el sistema cardiovascular.
- Hipertensión arterial: valores de tensión arterial por encima de 140 mm Hg la máxima (tensión arterial sistólica) y/o de 90 mm Hg la mínima (tensión diastólica), en dos tomas separadas tras 10 minutos de reposo.
- Proteinuria o proteínas en la orina: presencia de más de 300 mg de proteínas en orina de 24 horas. Para hacer el diagnóstico, se recoge la orina de todo un día de la paciente y se remite al laboratorio. La causa es algo compleja, pero, simplificándolo

mucho, ocurre cuando el proceso de filtración de la sangre por parte de los riñones está alterado y por eso se «pierden» proteínas por la orina.

- Edemas: hinchazón de tejidos blandos por la acumulación de líquido en el espacio intersticial. Se trata de una hinchazón de partes blandas del cuerpo debido a que el líquido que debería circular por dentro de los vasos sanguíneos sale al espacio extravascular. Sucede por cambios en la permeabilidad de los vasos sanguíneos y por la pérdida de proteínas. En el embarazo, se manifiesta con hinchazón en tobillos, piernas y, en ocasiones, en las manos. Es algo relativamente frecuente en el tercer trimestre del embarazo, pero, en ocasiones, es un signo de que está ocurriendo algún problema relacionado con la tensión arterial.

Te he querido explicar estos términos porque aparecen frecuentemente cuando hablamos de hipertensión y embarazo, como verás a continuación.

CATEGORÍAS DE HIPERTENSIÓN EN EL EMBARAZO

- Hipertensión crónica. Presente desde antes del embarazo o bien hipertensión que aparece previamente a la semana 20 de gestación.
- Hipertensión inducida por el embarazo. Aparece después de las 20 semanas de embarazo.
  - Hipertensión gestacional. No se acompaña de proteinuria positiva en orina ni de ninguno de los síntomas típicos de la preeclampsia. Tiene una incidencia de aproximadamente un 2-3 % de los embarazos.
  - Preeclampsia. Además de hipertensión, aparece proteinuria en orina y/o alteraciones en la circulación de las arterias uterinas de la embarazada (parámetro que se mira mediante una ecografía doppler). Frecuentemente se acompaña de edemas en las piernas. Ocurre más en las pacientes nulíparas (que no

han tenido hijos anteriormente) y su incidencia oscila del 5 % al 10 % en función de la etnia, área geográfica y otros factores. Es una patología claramente asociada a un mal funcionamiento de la placenta; por tanto, es una enfermedad que sólo aparece en pacientes embarazadas (o en el postparto inmediato). El hecho de deberse a un problema de funcionamiento placentario hace que frecuentemente se asocie a lo que llamamos un crecimiento intrauterino restringido del feto, especialmente si debuta antes de las 34 semanas de embarazo.

- Eclampsia. Aparición de síntomas de afectación del funcionamiento del sistema nervioso central, tipo convulsiones, en pacientes diagnosticadas de preeclampsia. Es una patología muy grave y muy poco frecuente, que ocurre en menos del 0,5 % de los embarazos.
- Síndrome de Hellp. Es una variante de la preeclampsia grave que aparece en el 5-10 % de los casos de preeclampsia. Tiene síntomas que en ocasiones pueden ser inespecíficos, pero el diagnóstico básicamente se centra en alteraciones en la coagulación, en el funcionamiento del hígado y aumento anormal en el proceso de destrucción de los glóbulos rojos.

¿Por qué te doy todas estas explicaciones tan técnicas? Porque la hipertensión en el embarazo es una complicación relativamente frecuente. Si te la diagnostican, lo primero que debes saber es de qué tipo es (crónica, gestacional o preeclampsia); y lo segundo es que, en cualquiera de estos tres casos, debes seguir controles en una unidad de alto riesgo obstétrico y tomar las medidas que te indique tu ginecólogo.

FACTORES DE RIESGO PARA DESARROLLAR PROBLEMAS DE HIPERTENSIÓN EN EL EMBARAZO

- Obesidad.
- Diabetes pregestacional (es decir, previa al embarazo).

- Hipertensión crónica.
- Enfermedades autoinmunes o del riñón.
- Antecedente de preeclampsia o crecimiento intrauterino restringido del bebé en un embarazo anterior.
- Edad materna avanzada.
- Raza negra.

Hay factores sobre los que podremos incidir y otros sobre los que no. Como he ido repitiendo muchas veces a lo largo del libro, el mantener un estilo de vida saludable, un peso normal, realizar algo de ejercicio y llevar una dieta sana te ayudará a disminuir algo los riesgos.

En pacientes con antecedentes de preeclampsia o crecimiento intrauterino restringido, una medida de prevención que ponemos en marcha es la de recetar a la paciente una aspirina al día a lo largo de todo el embarazo, pues parece que hay suficiente evidencia científica de que podría disminuir la aparición de preeclampsia precoz en las siguientes gestaciones. También debemos comentarle a la paciente la importancia que tiene una dieta rica en calcio, pues este mineral está implicado en los mecanismos de regulación de la tensión arterial, e insistirle en la importancia de mantener un estilo de vida saludable y la práctica de ejercicio físico regular.

EL TRATAMIENTO DE LA HIPERTENSIÓN EN EL EMBARAZO

Si te han diagnosticado una hipertensión crónica o una preeclampsia o cualquiera de las patologías que te he comentado, ¿qué va a pasar? Lo cierto es que explicarte cómo se afrontan estas enfermedades supondría uno o dos capítulos más, pues es un tratamiento multifactorial. En resumidas cuentas, lo primero es evaluar si se trata de una forma leve o severa de estas patologías y, a continuación, poner en marcha el tratamiento, que puede incluir lo siguiente:

- Medicación vía oral para bajar la tensión arterial en el caso de hipertensión gestacional, hipertensión crónica o preeclampsia leve.

- Controles analíticos frecuentes para evaluar el funcionamiento de los riñones, el hígado y los factores de coagulación.
- Ingreso hospitalario en el caso de una preeclampsia grave:
  - Para mejor control de la tensión con fármacos endovenosos.
  - Para poder realizar más pruebas diagnósticas.
  - Para realizar un control seriado con ecografía doppler para valoración del crecimiento y el bienestar fetal intraútero.
  - Para llevar a cabo un control estricto del aporte de líquidos a la paciente, así como de la cantidad de orina diaria.
  - Para poder administrar fármacos para prevención de la aparición de una eclampsia.
- En el caso de una preeclampsia, se sabe que el tratamiento definitivo es finalizar el embarazo, es decir, provocar el parto o realizar una cesárea. Para tomar esta decisión hay que tener en cuenta muchos factores: semanas de embarazo, estado clínico de la madre y del bebé, evolución de la enfermedad, etcétera

Placenta previa: riesgos y tratamiento

Seguro que has oído hablar de este término alguna vez pero ¿en qué consiste exactamente? ¿Qué riesgos tiene para el embarazo? La definición más científica es «placenta que se inserta total o parcialmente en el segmento inferior del útero», y quiere decir que la placenta se implanta ocluyendo total o parcialmente el cuello del útero, lo que imposibilita un parto vaginal. Yo siempre pongo el mismo ejemplo a mis pacientes, porque me parece muy gráfico: el útero es como un globo que se va hinchando a medida que progresa el embarazo. La placenta puede estar implantada en cualquier superficie de ese globo menos delante del nudito (que vendría a ser el cuello del útero).

Esto ocurre en menos del 1 % de las gestaciones y hay algún factor de riesgo predisponente:

- Pacientes con cirugía uterina previa.
- Pacientes con cesárea anterior.
- Edad materna avanzada.
- Tabaquismo.
- Gestación tras una técnica de reproducción asistida.
- Afrodescendientes y asiáticos.
- Embarazo múltiple.
- Gran multiparidad (es decir, muchos embarazos previos).

Nosotros, los ginecólogos, clasificamos las placentas previas en función de si ocluyen totalmente el cuello del útero o no, así que, al diagnosticarla, solemos ponerle un «apellido»: oclusiva total, oclusiva parcial o marginal. ¿Y cómo se detecta? En la ecografía del segundo trimestre de embarazo, es obligatorio valorar la localización placentaria. Si en ese momento se sospecha que es previa, se vuelve a valorar en el tercer trimestre (alrededor de la semana 32) para confirmar el diagnóstico y ajustar las recomendaciones a la paciente.

CONDUCTA ANTE UNA EMBARAZADA CON PLACENTA PREVIA

De entrada, es importante tener en cuenta estas circunstancias:

- La placenta previa no duele, así que la paciente con dicho diagnóstico se encontrará asintomática.
- Casi un tercio de las hemorragias del tercer trimestre del embarazo se deben a una placenta previa.
- El sangrado de una placenta previa es un sangrado de sangre roja, brillante, de origen materno. Suele ser abundante.
- Aproximadamente un 30 % de las pacientes con placenta previa tendrán sangrados antes de las 30 semanas, un 30 % entre las 30 y las 36 semanas y un 30 % por encima de las 36 semanas. Sólo el 10 % de las gestantes con placenta previa no presentarán sangrado a lo largo de su embarazo.

Una vez hechas estas aclaraciones, te cuento un poco más cómo procedemos con estas pacientes:

- Si confirmamos el diagnóstico en el tercer trimestre, daremos una serie de recomendaciones que es importante que la paciente siga:
  - Reposo relativo: no cargar pesos, no hacer ejercicio físico intenso.
  - Evitar las relaciones sexuales.
  - Valorar suplementación con hierro para evitar anemia materna.
  - Explicar a la paciente la posibilidad de sangrado y, en caso de que ocurra, la necesidad de acudir a Urgencias.
  - Valorar la baja laboral.

- En pacientes que debutan con sangrado antes del término del embarazo, dependiendo de diferentes circunstancias tomaremos una decisión u otra:
  - Si el sangrado es muy abundante y no cede, poniendo en riesgo la salud materna, se opta por hacer una cesárea de forma inmediata.
  - Si el sangrado no es muy abundante y se autolimita, se ingresa a la paciente en observación hasta que cese el cuadro. Durante el ingreso, se hará una ecografía para valorar la placenta y el bienestar fetal, se iniciará un tratamiento para frenar contracciones (aunque ella no las perciba), se administrarán corticoides para madurar los pulmones del bebé (por si el cuadro se descompensara y fuera necesario hacer una cesárea) y se mantendrá una monitorización estricta de las constantes maternas.

- La finalización del embarazo, mediante cesárea, se programa teniendo en cuenta lo siguiente:
  - Pacientes con sangrado incontrolable: finalización inmediata.
  - Pacientes con episodios de sangrado que se han podido estabilizar: cesárea en la semana 36-37.
  - Pacientes que han estado asintomáticas durante todo el embarazo: cesárea en la semana 37-38.

Mayor riesgo

Las pacientes con diagnóstico de placenta previa presentan mayor riesgo de sufrir una hemorragia postparto, por eso es de vital importancia tener un equipo multidisciplinar preparado para atenderla el día de la cesárea.

- El diagnóstico de placenta previa conlleva, además, otros riesgos durante el embarazo, por lo que es muy importante que las pacientes sigan un control médico estricto en una unidad de Alto Riesgo Obstétrico:
  - Mayor riesgo de prematuridad y rotura prematura de membranas.
  - Riesgo de hemorragia importante en el tercer trimestre.
  - Riesgo de hemorragia postparto.
  - Mayor riesgo de malpresentación fetal (que el bebé no esté colocado de cabeza el día del parto).

En conclusión, el diagnóstico de placenta previa es poco frecuente, pero puede llegar a ser grave, con lo que conviene que la paciente asuma dicha circunstancia y entienda que es importante poner en marcha las recomendaciones de vida tranquila y reposo que le comentará su ginecólogo. Sabiendo cuál es el diagnóstico, siguiendo unos controles adecuados y poniéndose en manos de un buen equipo, ¡el embarazo llegará a buen puerto seguro!

....
Amenaza de parto prematuro:
qué es y cuándo sucede
....

A pesar de que puede parecer que empiezo la casa por el tejado, he decidido contarte primero qué es un parto prematuro, para que así puedas comprender la importancia de saber diagnosticar una verdadera amenaza de parto prematuro.

Hablamos de parto prematuro cuando el nacimiento del bebé se produce antes de la semana 37 de embarazo. Su incidencia es del 8 % aproximadamente y, a pesar de los constantes avances en medicina maternofetal, las cifras de prematuridad se mantienen estables o incluso han aumentado en los últimos años. ¿Por qué persisten estas cifras a pesar de mejorar día a día en el control obstétrico de las embarazadas?

- Porque los embarazos en mujeres de edad avanzada aumentan.
- Porque los embarazos en mujeres con patologías médicas de base (obesidad, diabetes, hipertensión...) aumentan.
- Porque la cifra de gemelos se ha visto incrementada debido a las técnicas de reproducción asistida.
- Porque hay pocas estrategias eficaces en la prevención de los mismos.

En definitiva, las cifras de prematuridad se mantienen estables o incluso aumentan porque aumenta la proporción de embarazos de alto riesgo obstétrico (y esto conlleva un incremento tanto de la prematuridad «inducida» como de la de inicio espontáneo) y porque las estrategias que hemos ido desarrollando para prevenirlos no son todo lo eficaces que nos gustaría.

Dentro de los partos prematuros hay diferentes categorías en función de la semana de embarazo en la que ocurren:

Prematuridad extrema: por debajo de las 28 semanas. Representa el 5 % de los partos prematuros.

Prematuridad severa: entre las 28 y las 32 semanas. Representa el 15 % de los partos prematuros.

Prematuridad moderada: entre las 32 y las 34 semanas. Representa el 20 % de los partos pretérmino.

Prematuridad leve: entre las 34 y las 36 semanas. Representa el 60 % de los partos prematuros.

¿Y POR QUÉ OCURREN LOS PARTOS PREMATUROS?
LAS CAUSAS BÁSICAMENTE SON TRES:

- Rotura prematura de membranas. Es decir, la bolsa de líquido amniótico se rompe antes de hora. Responsable de un 30 % de los partos prematuros.
- Espontánea. La madre se pone de parto antes de hora. Supone un 40 % de los partos pretérmino.
- Electiva o inducida. Los médicos decidimos que hay que finalizar ese embarazo por patología grave en la madre o en el feto. Esto ocurre en un 25 % de los casos de prematuridad.

Los principales riesgos de un parto prematuro son las secuelas en el recién nacido, la patología propia del prematuro y la posibilidad de que le queden secuelas a medio o largo plazo al niño. En global, la tasa de mortalidad en prematuros se sitúa en un 5 %, con gran variabilidad dependiendo de las semanas de nacimiento y del peso al nacer. El riesgo de complicaciones inmediatas y secuelas a largo plazo también se verá muy influenciado por estos dos factores.

Tras esta introducción sobre los partos pretérmino, creo que es el momento de hablarte de la amenaza de parto prematuro. A continuación te doy toda la información.

CÓMO SE DETECTA LA AMENAZA
DE PARTO PREMATURO

La definición clásica de amenaza de parto prematuro es: «presencia de contracciones uterinas regulares asociada a modificaciones progresivas del cuello del útero, entre las 22 y las 36,6 semanas». Sin embargo, estos síntomas resultan poco efectivos para identificar realmente a las pacientes que tendrán un parto prematuro, pues sólo una de cada cuatro gestantes que presenten una amenaza de parto prematuro acabarán dando a luz antes de hora. Hoy en día disponemos de métodos más objetivos para identificarlas:

- Test bioquímicos de detección de diferentes proteínas en el flujo vaginal. Para ello, se toma una muestra del flujo vaginal y, si en este se detecta la presencia de una proteína que está implicada en la adhesión de la bolsa de líquido amniótico a la pared uterina, saldrá positivo. Un resultado positivo indica un riesgo aumentado de parto pretérmino.
- Ecografía vía vaginal para medir la longitud del cuello del útero. Al ser una forma fácil, barata y reproducible por diferentes profesionales, a día de hoy es la primera prueba que se realiza en Urgencias ante la sospecha de una amenaza de parto pretérmino.

Por tanto, mi consejo: si presentas contracciones regulares y dolorosas antes de la semana 36 del embarazo, deberías acudir a Urgencias para que puedan descartar que no se trate de una amenaza de parto pretérmino. Lo más probable es que en Urgencias te pongan un registro cardiotocográfico para comprobar el bienestar fetal y ver si tienes contracciones regulares, te hagan una analítica completa de sangre y orina y midan la longitud del cuello uterino mediante ecografía transvaginal.

FACTORES DE RIESGO DE PARTO PREMATURO

- Presentar un parto prematuro anterior: es el principal factor de riesgo de prematuridad.
- Hallazgo ecográfico de cuello del útero corto para las semanas de embarazo en las que se encuentre la paciente.
- Malformaciones uterinas.
- Antecedentes de cirugía uterina que haya podido afectar al cuello del útero.
- Afrodescendientes.
- Obesidad materna o peso por debajo de la normalidad.
- Edad materna avanzada.
- Tabaquismo.

- Período entre embarazos de menos de 12 meses.
- Estados de estrés y ansiedad materna (si bien es cierto que este factor de riesgo es un poco controvertido, parece que realmente el estrés y el exceso de cortisol podrían tener una relación con la prematuridad).
- Enfermedad periodontal materna.

TRATAMIENTO DE UNA AMENAZA DE PARTO PREMATURO

- Una vez diagnosticado el cuadro de amenaza de parto pretérmino lo más habitual es proceder al ingreso hospitalario de la paciente para poder administrarle fármacos que disminuyan la intensidad y frecuencia de las contracciones. Recuerda que, tal y como ya hemos comentado, aproximadamente el 70% de las pacientes que presentan una amenaza de parto prematuro finalmente darán a luz a término.
- Asimismo, se procederá a administrar una pauta de corticoides para lograr una maduración de los pulmones del feto (como medida protectora en caso de que finalmente se produjese el parto).
- Se realizará una analítica completa de sangre y orina, para descartar el posible origen infeccioso del cuadro.
- Si logramos estabilizar el cuadro y las contracciones ceden, podremos plantearnos dar el alta a la paciente, indicándole un estilo de vida tranquilo hasta el final del embarazo y comentándole la importancia de que acuda de nuevo a Urgencias si cree que vuelve a empezar con contracciones. Recuerda que, tal y como ya hemos comentado, aproximadamente el 70% de las pacientes que presentan una amenaza de parto prematuro finalmente darán a luz a término.
- Si a pesar de todas las medidas farmacológicas la paciente inicia el trabajo de parto antes de las 32 semanas, pautaremos un tratamiento con sulfato de magnesio para lograr una neuroprotección del bebé (es decir, para lograr proteger a su cerebro de las posibles secuelas severas que podría tener el nacimiento prematuro).

Creo que con toda esta información te has podido hacer una idea de la importancia de saber diagnosticar una amenaza de parto pretérmino y de lo que implica parir antes de tiempo. Como mensaje final, no te asustes más de la cuenta, ten en cuenta que sólo una de cada cuatro pacientes que presenten contracciones regulares antes del término del embarazo acabará teniendo un parto prematuro.

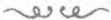

Estas palabras tan técnicas hacen referencia a una enfermedad del hígado propia del embarazo. De hecho, es la patología hepática más frecuente de la gestación. Es una enfermedad de origen desconocido en la que intervienen factores hormonales, hereditarios y ambientales. Ocurre en aproximadamente en el 1 % de los embarazos en nuestro entorno, pero en Chile, por ejemplo, tiene una incidencia de casi el 10 % y, en cambio, en la población oriental es una patología rarísima.

La colestasis intrahepática gestacional aparece en el tercer trimestre de embarazo (muy raro que aparezca antes de las 26 semanas) y, una vez la mujer ha dado a luz, el proceso se resuelve espontáneamente. Aunque como ya he dicho no se conocen claramente las causas, parece ser que influye el hecho de que en el embarazo se altera el proceso fisiológico de excreción de bilis. Lo que sí se sabe es que el riesgo de sufrirla en embarazos posteriores es de aproximadamente el 50 % y que en mujeres que la han sufrido en el embarazo, puede aparecer con la toma de anticonceptivos que contengan estrógenos.

Hace años se creía que la colestasis podría empeorar el resultado perinatal (aumentar el riesgo de que el feto presentase complicaciones como prematuridad, muerte intraútero o sufrimiento fetal), pero hoy en día esta asociación se considera más controvertida. En pacientes en las que los ácidos biliares en sangre están

Factores de riesgo para el desarrollo de colestasis

- Edad materna avanzada
- Haber presentado colestasis en embarazos anteriores
- Tener alguna enfermedad del hígado previa al embarazo
- Ser multípara (haber tenido varios embarazos anteriores)

muy elevados sí que parece existir este riesgo aumentado de mal resultado perinatal, pero en casos más leves de la enfermedad no se considera que el riesgo esté elevado.

Síntomas y diagnóstico de la colestasis intrahepática gestacional

- **Picor en la piel.** Presente en más del 80 % de los casos, es un picor muy característico que aparece, sobre todo, por la noche y predomina en las palmas de las manos y las plantas de los pies. De hecho, es un síntoma tan típico de colestasis que, cuando una paciente acude a Urgencias por picores en la piel, lo primero que pensamos los ginecólogos es que estamos ante una colestasis intrahepática, casi sin preguntar nada más.
- **Síntomas digestivos:** náuseas, vómitos, digestiones pesadas...
- **Ictericia** (coloración amarillenta de la piel): aparece en 1 de cada 4 pacientes aproximadamente y puede acompañarse de coluria (orina de color oscuro) e hipocolia (heces de color muy claro).
- **Alteraciones analíticas:** elevación de las transaminasas (parámetros que indican el funcionamiento del hígado), elevación de la bilirrubina, alteración de los parámetros de coagulación de la sangre y elevación de los ácidos biliares (unas sustancias que se sintetizan en el hígado y que sirven para ayudar a la absorción de diferentes nutrientes en el intestino).

Tratamiento de la colestasis intrahepática

- Medicación para calmar los picores: antihistamínicos vía oral y lociones calmantes para la piel (funcionan muy bien las lociones de calamina).
- Vitamina K: pues está implicada en los procesos de coagula-

ción que en ocasiones se pueden ver alterados durante esta enfermedad.

- Ácido ursodesoxicólico: es un medicamento que ayuda a disminuir la cantidad de ácidos biliares en sangre y a mejorar los niveles de las transaminasas, bien tolerado por la gestante y con pocos efectos secundarios.
- Analíticas de control cada dos semanas aproximadamente.
- Control del embarazo en la Unidad de Alto Riesgo Obstétrico.
- Programación de una inducción del parto a partir de las 37 semanas de embarazo, especialmente si los niveles de ácidos biliares persisten elevados por encima de 40 μmol/L. Si la paciente está estable clínicamente y los ácidos biliares no están elevados, se puede plantear una inducción en torno a la semana 40 de gestación.

En resumen: la colestasis intrahepática gestacional es una enfermedad relativamente frecuente en el embarazo que puede llegar a ser molesta para la paciente por los síntomas acompañantes. La asociación a riesgos perinatales se da en muy pocos casos. Además, no es grave para la gestante y tiene una resolución espontánea una vez se produce el parto. ¿El pero más importante? La elevada probabilidad de recurrencia en embarazos posteriores y con la toma de anticonceptivos orales.

· ·

Toxoplasmosis y listeriosis: repasamos cuatro cosas

· ·

Ya te he hablado de estas dos patologías en el capítulo sobre la dieta durante el embarazo, pero debido a lo populares que son entre las embarazadas y a la cantidad de información contradictoria que puedes recibir durante estos nueve meses, creo que es interesante que te explique un poco más de cada una de ellas.

Sin lugar a dudas, la enfermedad de la que más hablan y se preocupan las embarazadas. Realmente, ocupa el primer puesto en la consulta en cuanto a preguntas se refiere y todas mis pacientes sin excepción tienen dudas al respecto, a menudo a causa de lo que han ido oyendo por ahí.

Para que puedas quedarte tranquila al respecto de esta temida enfermedad, creo que es importante que tengas información veraz:

La toxoplasmosis es una infección por un parásito

- El *Toxoplasma gondii* es un parásito protozoario, un microorganismo unicelular. La infección se adquiere básicamente al comer carne cruda o poco cocinada que contenga quistes de dicho parásito. También se puede adquirir al consumir vegetales contaminados (por contener agua o tierra con dichos quistes). La contaminación a través del contacto con gatos domésticos es muy poco frecuente.

La toxoplasmosis prácticamente no provoca síntomas

- La toxoplasmosis es prácticamente asintomática en la embarazada (ocasionalmente cursa como una especie de gripe) y, a través de la placenta, la infección puede afectar al feto.

¿Qué riesgo hay de que la toxoplasmosis afecte al feto?

- El paso transplacentario de esta enfermedad es más frecuente conforme avanza el embarazo, con la buena noticia de que se reduce el riesgo de afectación fetal grave. Así pues, si una paciente pasa la toxoplasmosis en el tercer trimestre, es altamen-

Si la infección materna por toxoplasmosis se produce en el período preconcepcional (antes del embarazo) no hay ningún riesgo para el feto.

te probable que se transmita al feto a través de la placenta, pero el riesgo de secuelas graves en el bebé es poco habitual. En cambio, si una embarazada sufre esta enfermedad en el primer trimestre del embarazo, el riesgo de que afecte al feto es menor (aproximadamente del 5 %) pero, en caso de afectarle, podría tener secuelas graves.

¿Qué le ocurre al feto cuando se infecta por el toxoplasma?

- La infección congénita (adquirida intraútero) es más grave y frecuente cuando se adquiere en fases tempranas del embarazo (sin embargo, recuerda: en las primeras semanas del embarazo es cuando es menos probable que la infección pase a través de la placenta).
- La forma más frecuente de afectación fetal es en forma de lesiones oculares, si bien es cierto que en casos más severos pueden aparecer lesiones intracraneales que podrían afectar al neurodesarrollo futuro del recién nacido.

¿Cómo se diagnostica la toxoplasmosis?

- Cuando se sospecha una posible infección materna por alteraciones en la analítica o clínica compatible (cuadro parecido a una gripe con algo de febrícula en la madre o presencia de alteraciones ecográficas en el feto que nos hagan sospechar dicha patología) hay que intentar confirmar si el feto está afectado o no. Esto se hace mediante una amniocentesis, que debe llevarse a cabo como pronto cuatro semanas después de la infección de la madre, y siempre por encima de las 18 semanas de embarazo. Además, se dará tratamiento antibiótico a la madre desde el momento de la sospecha de infección.

Si ya has pasado la toxoplasmosis, estás inmunizada

- La toxoplasmosis genera inmunidad duradera en personas sanas. Así pues, la primera vez que desarrollas la enfermedad adquieres defensas que impiden que te vuelvas a infectar en el futuro (si bien es cierto que hay casos rarísimos descritos de personas que han pasado la infección por segunda vez).
- Este hecho permite a los médicos realizar una prevención secundaria de la enfermedad, por eso es importante saber si una embarazada ha pasado o no la toxoplasmosis mediante un análisis de sangre. Lo ideal sería realizar de modo sistemático una analítica a todas las mujeres que buscan quedarse embarazadas. Si ya has pasado la enfermedad, no hará falta mirarlo otra vez. Y, si no la has pasado, se mira mediante análisis en cada trimestre del embarazo. En España, aproximadamente el 30 % de las mujeres adultas presentan anticuerpos contra el toxoplasma. Es decir, la gran mayoría no la ha pasado.

Recuerda

La infección por toxoplasmosis en la madre es prácticamente asintomática. Es difícil que la enfermedad afecte al feto cuando se adquiere en el primer trimestre de embarazo, pero, en caso de afectarle, este puede sufrir secuelas a medio y largo plazo.

Si no has pasado la toxoplasmosis:
toma nota de estas medidas preventivas

- ¿Tienes un gato en casa? Evita la limpieza del cajón de tierra donde hace sus necesidades, no le des carne cruda para comer y procura que no salga a la calle. El principal factor de riesgo para que un gato sea portador del parásito Toxoplasma gondii en sus heces es si se alimenta de roedores o carne cruda. Así pues, es muy poco probable que un gato doméstico sea portador de este parásito. (Nota: si tienes perro, no te preocupes, no podrá transmitirte la enfermedad.)

- Ojo con la carne: consúmela bien cocinada y a altas temperaturas (>70 °C). Si te gusta la carne cruda, primero congélala a <20 °C durante un mínimo de 48 horas y luego la podrás cocinar al punto que quieras. Los embutidos curados también podrían contener el toxoplasma, pero los cocidos no.
- Alimentos vegetales. Pela o lava bien las frutas, verduras y hortalizas antes de comerlas y cocinarlas. En otoño, ¡cuidado especial con las setas!
- Trabajos de jardinería. Si te gusta hacerlos, utiliza siempre guantes y, al acabar, lávate bien las manos con agua y jabón.
- Higiene en la cocina. Limpia bien los utensilios de cocina y las superficies donde has cocinado, y lávate las manos siempre antes y después de cocinar.

LISTERIOSIS

Se trata de una enfermedad bacteriana que en un adulto sano no es grave, pero que si se contrae durante el embarazo, puede llegar a tener consecuencias severas en el feto. Al igual que ocurre con la toxoplasmosis, hay mucha información incorrecta que circula entre las embarazadas, lo que, en algunas ocasiones, genera agobios injustificados.

¿Qué es la listeria?

- Es una bacteria resistente a temperaturas extremas y que puede estar presente en varios alimentos. La infección por listeria es más frecuente en el embarazo debido al estado de inmunodepresión de las embarazadas (las defensas están algo debilitadas, lo que las hace más susceptibles a infecciones).

La incidencia de la infección ha aumentado en los últimos años, y suele ser algo más frecuente en los meses de verano.

Muy pocos síntomas

- El cuadro de síntomas es inespecífico, con algo de fiebre y malestar, similar a una gripe, frecuentemente acompañado de dolor abdominal. En casi un 30 % de los casos, esta enfermedad puede ser casi asintomática.

Qué riesgos comporta

- Esta bacteria tiene especial predilección por la placenta. Si se produce paso transplacentario, es capaz de provocar grandes daños al feto, con unas tasas de mortalidad de casi el 50 %.
- Debido a la afinidad placentaria de la bacteria, la enfermedad es más frecuente en el tercer trimestre del embarazo.

Una enfermedad poco común
A pesar de que la listeriosis en el embarazo puede llegar a ser muy peligrosa, hay que tener en cuenta los siguientes datos: es una enfermedad con una incidencia aproximada de 1 por cada 1.000 partos.

Si vas con cuidado con la alimentación durante el embarazo, puedes evitar entrar en contacto con esta bacteria.

- Cuando se produce en las últimas semanas del embarazo, lo más frecuente es que provoque contracciones y acabe desencadenando un parto prematuro. Si el bebé sobrevive a la infección intraútero, puede presentar una infección grave a las pocas horas del nacimiento.
- En ocasiones, mucho menos frecuentes, el bebé se puede infectar al pasar por el canal del parto (si la madre es portadora asintomática de la bacteria) y presentar luego un cuadro de meningitis tardía.

Diagnóstico y tratamiento de la listeriosis

En ocasiones la infección materna es difícil de diagnosticar, pues puede cursar con síntomas poco específicos. La única manera de confirmar la infección es mediante un análisis de sangre. En el caso de la infección fetal, para confirmarla se requerirá un análisis del líquido amniótico. Cuando es un bebé recién nacido, se realiza una analítica de sangre o en el líquido cefalorraquídeo mediante una punción lumbar.

- ¿Cuándo se debe hacer un análisis de sangre a la madre para llegar al diagnóstico?
  - Si una embarazada de primer o segundo trimestre presenta un cuadro de fiebre y malestar inespecífico.
  - Si una gestante de tercer trimestre presenta un cuadro de fiebre, dolor abdominal y contracciones.

- Tratamiento de la listeriosis:
  - Antibióticos endovenosos a dosis elevadas y durante un tiempo prolongado.
  - Un tratamiento apropiado y de inicio precoz mejora la evolución y puede curar la infección. Por eso, cuando una embarazada ingresa por fiebre sin motivo aparente, se instaura siempre un tratamiento antibiótico que pueda funcionar

ante la listeria mientras se obtienen los resultados analíticos que lo confirmen. Si llega una analítica que confirme dicha infección, se mantiene el tratamiento un mínimo de 7 días, incluso hasta 14 días, dependiendo del momento del embarazo en el que se encuentre.

Medidas preventivas ante la listeria

- Lavar bien todas las verduras, frutas y hortalizas que se comen crudas.
- Cocinar los alimentos crudos de origen animal (carne y pescado) a altas temperaturas (a más de 50 °C esta bacteria se destruye).
- Evitar consumir leche no pasteurizada o platos cocinados con leche que no ha hervido previamente.
- Evitar el consumo de quesos tiernos o de elaboración muy artesanal.
- Una vez abiertos, no conservar demasiado tiempo en la nevera productos que se pueden estropear rápidamente, como jamón de York, jamón de pavo, paté, salmón ahumado...
- Evitar el marisco crudo, mejor el enlatado o el cocinado a más de 50 °C.
- Evitar los platos precocinados.
- Extremar la higiene en la cocina: limpiar frecuentemente la nevera, los utensilios de cocina y las manos mientras cocinamos.
- No mezclar en la nevera las carnes crudas con las verduras o con los platos ya cocinados.
- No dejar las sobras a temperatura ambiente mucho rato y recalentarlas bien (a más de 50 °C) antes de su consumo.

Se trata de una patología poco conocida que, sin embargo, afectará a un 0,7% de los recién nacidos en nuestro país aproximadamente. Supone una de las principales causas de sordera en la infancia, y la verdad es que los obstetras, en ocasiones, no informamos lo suficientemente bien de los riesgos que comporta a nuestras pacientes.

El citomegalovirus (CMV) es un virus de la familia herpesviridae que se transmite por contacto íntimo, a través de saliva, orina, secreciones vaginales, semen, leche materna y también a través de paso transplacentario.

Es un virus omnipresente, aproximadamente un 60% de los adultos de nuestro país presenta anticuerpos contra este virus. En el adulto sano la infección puede cursar con un cuadro parecido a la gripe, pero, a veces, también puede dar lugar a una infección prácticamente asintomática.

Es un virus que tiene capacidad de reinfección después del primer episodio, por eso todas las mujeres embarazadas han de poner en marcha las estrategias de prevención de infección.

La gran mayoría de los recién nacidos que se han infectado intraútero son asintomáticos al nacimiento (más del 85%). A pesar de nacer sin síntomas, un 15% aproximadamente pueden presentar secuelas de aparición tardía, como sordera (10%) o retraso psicomotor (6%).

Hoy en día no está indicado hacer una prueba a todas las embarazadas para ver si tienen anticuerpos contra el CMV, pues existe la posibilidad de reinfección por el mismo (es decir, no se adquiere inmunidad permanente), pero sí que es nuestra obligación explicar las medidas que deben llevar a cabo para evitar una posible infección por dicho virus:

Los niños en edad de guardería son el principal foco de infección de CMV, por eso se conoce como la enfermedad «del hermano mayor». Así pues, a todas las pacientes que tienen niños pequeños o que trabajan en contacto con niños pequeños hay que advertirles del riesgo que existe.

Para evitar entrar en contacto con el virus hay que lavarse muy bien las manos después del cambio de pañales de los niños, evitar darles besos en la boca y evitar compartir con ellos vaso o cubiertos.

Cuando una mujer presenta un cuadro clínico compatible con infección por CMV o bien alteraciones ecográficas que nos hagan sospechar una infección congénita (adquirida intraútero), pediremos una analítica de sangre para intentar llegar al diagnóstico de si la gestante realmente ha sufrido una infección por CMV durante el embarazo. Si es así, deberemos confirmar si la infección ha pasado a través de la placenta y, por tanto, puede haber afectado al feto. Para ello, haremos una amniocentesis por encima de la semana 21 de embarazo.

En casos confirmados de infección fetal, el pronóstico dependerá de las semanas de embarazo en las que se produjo el contacto, pero también de la presencia o no de alteraciones de crecimiento fetal o de alteraciones en el sistema nervioso central del feto (que se diagnostican mediante ecografías seriadas y mediante resonancia magnética). Si al final del embarazo no hay marcadores ecográficos de afectación fetal ni alteraciones en la resonancia magnética, el pronóstico para el bebé es bueno, a excepción de las secuelas auditivas.

COVID-19 y gestación: lo que sabemos hoy en día

Si bien es cierto que al ser una infección de aparición reciente aún no disponemos de mucha literatura científica para poder hacer un asesoramiento completo al respecto, los datos que vamos recopilando son relativamente esperanzadores para las futuras mamás.

Un estudio publicado en julio de 2020 por parte del equipo de Medicina Fetal Barcelona reúne datos de gestantes de tres hospitales (Maternitat Hospital Clínic, Hospital San Joan de Déu y Hospital de Sant Pau) y arroja resultados bastante tranquilizadores, que nos permiten a los obstetras transmitir esa calma a nuestras pacientes:

Un 14 % de las embarazadas testadas fueron positivas, lo que indica que la seroprevalencia en mujeres embarazadas es mayor que en mujeres del mismo rango de edad que no están embarazadas. Es decir, la probabilidad de infección es mayor en la gestación.

A pesar de esa mayor probabilidad de infección, la COVID-19 es asintomático en la gran mayoría de gestantes (en un 70 % de las embarazadas infectadas en el primer trimestre y en un 52 % de las infectadas en el tercer trimestre).

Los síntomas leves aparecen en un 30 % de las gestantes de primer trimestre y en un 44 % de las embarazadas de tercer trimestre.

La COVID-19 parece producir una infección más severa en el tercer trimestre del embarazo, con un 4 % de las pacientes afectadas de neumonía.

El estudio concluye que la COVID-19 es una infección poco agresiva en gestantes, que se complica en menos del 5 % de las infectadas y que cuando lo hace suele ser en el tercer trimestre. También postula que son necesarias más investigaciones para poder aclarar si existe riesgo de secuelas en los bebés nacidos de madres que han padecido la COVID-19 durante el embarazo.

Desde julio de 2021 la recomendación del Ministerio de Sanidad es la de vacunación universal frente a la COVID-19 de todas las gestantes, con vacunas de ARNm.

Ahora bien, a pesar de disponer de dichos resultados alentadores acerca de la infección por COVID-19 en el embarazo, las gestantes han de seguir manteniendo estrictas medidas para evitar el contagio: utilización de mascarilla, lavado frecuente de manos, mantenimiento de distancia de seguridad, evitar aglomeraciones y acogerse al teletrabajo siempre que sea posible.

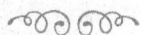

6

EL PAPEL DE LA PAREJA DURANTE EL EMBARAZO

Vas a ser papá, ¿y ahora qué?

¡Hola, futuro papá! Es probable que hayas encontrado este libro en la mesita de noche de tu pareja o asomando por su bolso. Quizás se lo compraste tú mismo un día que volvías de viaje y lo viste en una librería del aeropuerto, pensando que le haría mucha ilusión. Porque sí, es cierto, este manual está sobre todo dirigido a ellas, a las embarazadas, pero he considerado necesario escribir este capítulo dedicado a ti, al padre, aquel personaje que frecuentemente pasa demasiado desapercibido en estos nuevos meses tan especiales. Porque, ¿para qué negarlo?, el embarazo es sin duda la película del año, la futura mamá es la protagonista que opta al Óscar y a ti te ha tocado ser el actor secundario. Sin embargo, en tu mano está bordar el papel, ¡y ser ese intérprete que todo el mundo recuerda!

Como seguro que te interesa lograrlo y estar a la altura de las circunstancias dentro de la historia que empezaste junto a tu pareja, lee los consejos de este capítulo con atención. Verás que hacerte un sitio en toda esta película no es tan difícil como parece.

Primeros meses: «papá, arrancamos con fuerza»

Seguro que el momento en el que ella te dijo que estaba embarazada es uno de los más especiales de toda tu vida. Lo guardas con gran cariño en tu corazoncito y no lo olvidarás jamás. Pasado ese subidón inicial, esa mezcla de emociones indescriptible y una vez asumida la realidad (sí, está embarazada, vais a iniciar un proyecto vital juntos), es más que probable que te entre un poco de vértigo. No te agobies, es normal. Y aunque, pasados unos días, te parezca que ella lo tiene ya súper asumido, no te lo creas: tampoco lo tiene todo bajo control, ¡ni mucho menos!

Para gestionar el inicio de esta historia que os pilla a los dos de nuevo, no existe otro secreto que intentar disfrutar de este principio. Sólo vosotros sabéis lo que os ha costado llegar hasta aquí, las ganas que teníais de ser padres. Celebradlo de manera íntima, en casa, con una cena especial. ¡Momentos así son los que dan sentido a la vida! Aparte, también puedes hacer otras cosas:

- **¿Cómo decirlo?** Si aún no se lo habéis comunicado a la familia, habla con ella de cómo, cuándo y dónde lo queréis hacer. Y, sobre todo, no te lo tomes como algo personal si prefiere decírselo primero a su madre que a tus padres o incluso si ya se lo ha contado. Está claro que tus padres y los suyos van a ser igual de abuelos del futuro bebé, pero es normalísimo que ella necesite contar con su madre desde bien al principio del embarazo. Mamá sólo hay una, ¡tengas dos años o treinta!
- **Ponte en su lugar.** Si tienes momentos de descoloque y agobio, piensa en ella. Es decir, si tú estás nervioso, imagínate cómo debe ser notar nuevas sensaciones en tu cuerpo y tener por delante un montón de cambios a nivel físico y emocional. Intenta aportarle calma, que vea que la entiendes y que la apoyas y hazle saber que vas a estar ahí para lo que pueda necesitar.
- **Acompáñala.** No puedes faltar a la primera visita al ginecólogo ni a la primera ecografía en la que oirás el latido del corazón del bebé. Son dos grandes momentos para compartir en el embarazo. ¿Y el resto de visitas al ginecólogo? Mi consejo es que si puedes ir, vayas, así poco a poco te irás metiendo en este «mundo embarazo» que os espera a partir de ahora. Además,

te puedo garantizar que en cada una de las ecografías vas a alucinar cada vez un poco más. Ver a un ser moviéndose dentro de la barriga de la mujer a la que quieres es una experiencia preciosa e inolvidable.

- Ponte al día. Intenta aprender un poquito del «argot del embarazo». No es necesario que te conviertas en un profesional, pero deberías saber algunas cosas básicas, como que la gestación se cuenta en semanas y no en meses, que hay según qué alimentos que ella no podrá comer si no ha pasado la toxoplasmosis, las normas que debéis seguir con la comida para evitar la listeriosis...

- Síntomas típicos. En el primer trimestre es muy habitual notar más sueño y cansancio, así que no te sorprendas si el viernes por la noche tarda dos minutos en quedarse dormida en el sofá mientras veis vuestra serie favorita o si le cuesta mucho más madrugar para ir al trabajo. Asimismo, es posible que ella se muestre más sensible que de costumbre, tenga cambios de humor bruscos y llore a la primera de cambio. No, no te han cambiado a tu pareja, todo es a causa de sus hormonas, esas que, además de ocuparse de vuestro futuro bebé, han decidido hacer alguna que otra incursión en su carácter. Intenta ser comprensivo y conciliador, no te molestes si a última hora tenéis que cambiar algún plan porque no se encuentra bien o si notas que está algo más apática que normalmente.

- Antojos y náuseas. Es más que probable que un día tu pareja te diga que le apetece muchísimo cenar aquel pescado al horno que te sale tan rico y que, después de pasarte toda la tarde cocinando, cuando os sentáis a la mesa, ella te espete: «¡Por favor, llévate esta bandeja de aquí! No puedo con el olor, me están entrando unas náuseas tan terribles que sólo quiero tomar un yogur y una manzana». Tranquilo, respira hondo, no es nada personal, son sus hormonas las responsables de que sufra antojos, pero también náuseas y ascos. No te enfades y entiéndela.

Ahora ya estás acostumbrado al embarazo, ya lo has integrado en tu vida y te has hecho a la idea: vas a ser padre. Tu pareja se encuentra bien, parece más ella otra vez: se acabaron las náuseas, está más activa y de mejor humor. En efecto, el segundo trimestre es más tranquilo que el primero, es una época para disfrutar de verdad. Lo normal es que ella esté pletórica y rebosante de energía, con ganas de hacer mil cosas y rebosando felicidad por todos los poros de su piel.

- **Cómo tratarla.** Mi consejo es que trates a tu pareja como siempre, con algún mimo extra, pero sin excesos. No es una figurita de cristal que se va a romper, aunque tampoco debes olvidarte completamente de su embarazo. Encuentra el equilibrio sin agobiarla: está claro que necesitará ayuda con las bolsas del

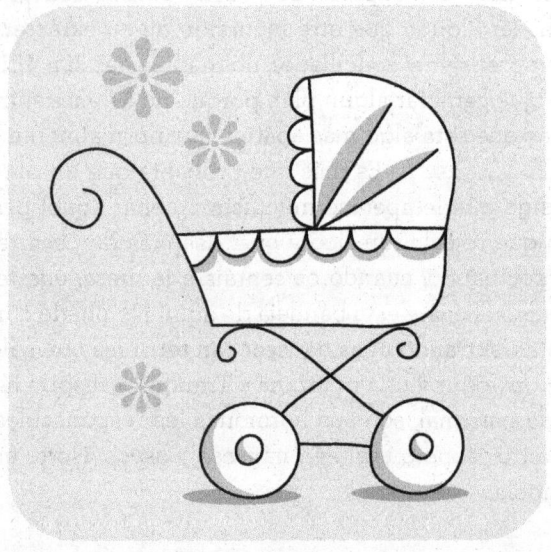

súper, pero puede empujar el carrito de la compra ella sola. En definitiva, ayúdala hasta donde ella quiera y sin pasarte. No está enferma ni se ha vuelto frágil de repente, sólo está embarazada.

- No todo es el embarazo. Sigue proponiendo planes y esfuérzate por mantener conversaciones de pareja en las que no se mencione cada dos por tres al bebé, los síntomas que ella nota o todo lo que tenéis que organizar antes del parto. Está claro que tendréis que mantener este tipo de conversaciones, pero intenta que no monopolicen vuestra relación. Llévatela al cine y a cenar, como hacíais antes del embarazo, id a un concierto de vuestro grupo de música preferido y seguid haciendo las salidas de siempre. El embarazo está ahí, sí, pero seguro que ella te agradecerá esos momentos de normalidad, de hablar de otras cosas, de seguir siendo ella y no solamente la futura mamá de vuestro bebé.

- Lleva una agenda. Acuérdate de las citas importantes con el ginecólogo. Igual no hace falta que vayas a todas las visitas, pero la ecografía morfológica de las 20-22 semanas es algo ineludible, por lo que deberás organizarte para no faltar. Y, si quieres marcarte un punto, recuérdaselo tú un par de días antes: «¿Verdad que el martes tienes hora para la eco de las 20 semanas?». ¡Mucho mejor así que al revés!

Clases preparto: ¿sí o no?

Te toca hacer un poco lo que ella quiera. Me explico: si a tu pareja le hace ilusión hacer clases preparto en pareja, tendrás que ir de cabeza, por lo que ya puedes organizarte e ir. Si por el contrario es de las que prefiere hacer algo de gimnasia para embarazadas y, luego, algún curso online de teoría, también ha de parecerte fantástico. Sí, chico, hay temas en los que ella tiene la última palabra, ¡mejor asumirlo!

- **Ojo con los comentarios.** Poco a poco notarás cómo va cambiando la anatomía de tu pareja: la barriga cada vez más redondeada, las caderas algo más anchas, el pecho aumentará de tamaño... Sobre todo, si haces comentarios, que sean siempre agradables. Si a ella le está costando asumir estos cambios corporales y se siente algo incómoda con ellos, escuchar comentarios cariñosos por parte de su pareja le va ayudar, y mucho. A las mujeres nos encantan los piropos, ¡y embarazadas también!

La recta final: «papá, agárrate, que vienen curvas»

---

*D*espués de unos meses en los que todo parecía una balsa de aceite, en los que ella estaba tranquila y en los que tú ya estabas súper metido en el tema embarazo, llega el final de la historia y no sabes cómo, poco a poco, el panorama se complica. Todo se va volviendo cada vez más intenso, la calma desaparece y reinan los nervios y las emociones.

Las últimas semanas del embarazo son una montaña rusa, con momentos divertidísimos y otros de estrés. Son intensos, sí, pero si los sabes afrontar con temple y serenidad, se convertirán en una de las mejores épocas de tu vida, ¡te lo aseguro! Vivirás los nervios mezclados con felicidad y no te podrás quitar de encima la sensación de que se acerca algo grande. El parto está a la vuelta de la esquina.

- **Organizado y previsor.** Intenta no dejarlo todo para el último minuto. Si tenéis previsto pintar la habitación del *peque*, no lo hagas cuando ella esté a una semana de dar a luz, la pondrás nerviosa, seguramente caerá algún grito e incluso puede que discutáis. Mejor lo haces un mes antes, cuando el «síndrome del nido» no la haya invadido completamente.

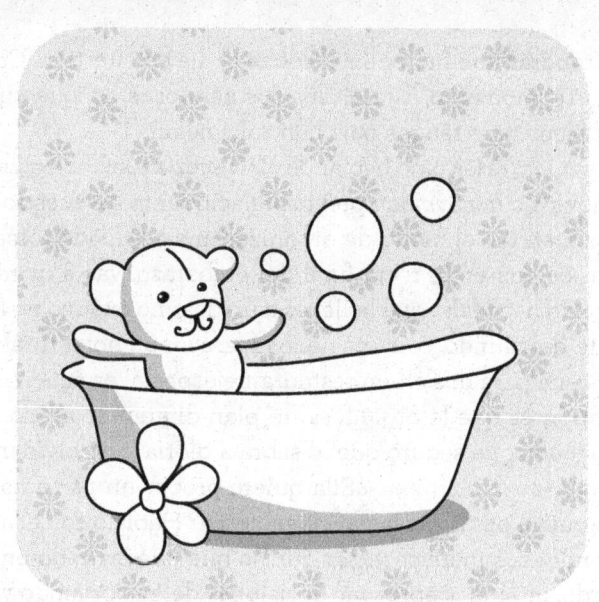

- **Paciencia, mucha paciencia.** Aprende a respirar hondo y a contar hasta diez antes de hablar: las últimas semanas de embarazo verás a tu pareja hacer y deshacer la canastilla unas mil veces y tu suegra aparecerá en tu casa otras tantas. Querrá comprobarlo todo y opinar en todos los temas relativos al bebé: la cunita, la ropita, la trona, la bañera... Lo dicho: ¡paciencia! El Día D se acerca y tu mujer está nerviosa, su madre está nerviosa y tú estás nervioso.

- **Organiza tu agenda laboral.** Esto es básico: a partir de la semana 37 no deberías viajar muy lejos, pues el embarazo ya está a término y el bebé podría nacer en cualquier momento. Luego, ya se sabe, la Ley de Murphy se cumple siempre: si no viajas por ser previsor, el parto se retrasará varios días; y si, en cambio, se te ocurre irte a un último viaje de trabajo en la semana 37, tu mujer romperá aguas justo ese mismo día.

- **Comprueba la ruta.** Ten muy claro cuál es el camino al hospital, por dónde se accede a la sala de partos y qué bolsas son las que tendrás que meter en el coche el día en cuestión. Cuando llegue el momento, estaréis los dos nerviosos, así que, cuantos más elementos tengas bajo control, ¡mejor!

- *Babymoon.* ¿Has oído hablar de él? Vendría a ser como un viaje de novios o *honeymoon* previo al nacimiento de vuestro bebé. Si encuentras el modo de organizar una escapada romántica para los dos en la recta final del embarazo, vas a quedar de cine. No hace falta que la lleves a un destino exótico en la otra punta del mundo, con una noche fuera en un hotel rural o con una cena para dos en un restaurante especial es suficiente. La cuestión es que le organices un plan diferente, un momento *babymoon* que seguro que le sabrá a gloria y no olvidará.

- Apoya sus decisiones. ¿Ella quiere probar un parto natural? ¿No quiere optar a la lactancia materna? Háblalo con ella hasta entender sus motivos y, por mucho que puedas estar en desacuerdo, intenta aceptar sus decisiones del mejor modo y hazle saber que ahí estarás, a su lado. La última responsable de su cuerpo, su parto y la manera de alimentar a vuestro bebé es ella.

- Empatiza con ella. Aunque esto lo llevarás haciendo durante todo el embarazo, en la recta final es especialmente importan-

¿Y el sexo? ¿Cómo va a ser durante estos meses de embarazo?

Sin duda va a ser diferente, pero no por ello peor. Buscad vuestros momentos de intimidad, encontrad una fórmula que os resulte cómoda a los dos y vivid de forma positiva las diferentes fases por las que vais a pasar:

- *En el primer trimestre* es probable que ella se sienta incómoda, con molestias en el bajo vientre y las náuseas estén en su punto más álgido. No te extrañes si su libido no se muestra demasiado dispuesta. Paciencia y cariño, poco a poco todo irá a mejor.

- *En el segundo trimestre* es cuando mejor os va a funcionar el tema sexual. Ella ya se encuentra mucho mejor, la barriga aún no tiene un tamaño que le dificulte los movimientos y la libido remonta. De hecho, es posible que notes que tu pareja disfruta más que nunca del sexo y que las ganas son las del principio de vuestra relación. Si es así, ¡aprovechadlo!
- *En el tercer trimestre* el sexo no tiene porqué desaparecer de vuestro día a día, ni mucho menos. Puedes estar tranquilo, pues el bebé no nota nada y, si tenéis ganas, adelante. No es para nada perjudicial. Aprended qué posturas os resultan más cómodas y adaptaos a la nueva situación.

te. Está a punto de dar a luz, de ser madre, y tiene los nervios a flor de piel. Aunque está feliz y contenta, también siente miedo. Intenta escucharla y ser muy cariñoso. No te enfades si de repente te cancela un plan porque no quiere ir, ni te lo tomes como algo personal si de pronto un día te cae algún grito fuera de contexto. ¡Son sólo sus emociones mezcladas con sus hormonas en su máximo esplendor!

El gran día: «papá, este viaje llega a su fin»

Aunque ahora parezca muy lejano, llegará un día en el que todo esto acabe. Después de tantos meses, de tantas cosas vividas juntos, de tantos preparativos... ¡por fin vais a ser padres! El día del parto es uno de los más bonitos que vas a presenciar en tu vida, así que prepárate a fondo para sentir, para llorar, para descubrir lo que es el amor incondicional y para admirar a la valiente de tu mujer, que va a dar a luz a vuestro bebé.

- **Haz caso a tu mujer.** Cuando te diga que cree que ha llegado el momento de ir al hospital, no lo dudes: te vistes, cargas las bolsas en el coche y te diriges hacía allí. Si luego resulta que era una falsa alarma, no pasa nada, volvéis a casa. Todo esto sin reproches ni malas caras. Piensa que para ella es su primera vez y va a intentar hacerlo lo mejor posible, pero puede que no acierte a la primera. Nadie nace aprendido. Está a punto de ser madre y todo tipo de emociones le corren por las venas. ¡No te conviene ponerla aún más nerviosa!

- **Calma en la sala de partos.** Una vez os confirmen que tu mujer está de parto, intenta sacar la tranquilidad de donde puedas. En general, un parto es muy largo y ella va a pasar unas horas bastante fastidiada porque las contracciones duelen mucho. Tú has de estar a su lado en todo ese proceso, discreto, sin exagerar los nervios y ayudándola en todo lo que te pida. Ten en cuenta que las contracciones duelen, pero no son peligrosas, por lo que no debes sufrir, ella estará bien. Tampoco hace falta que te relajes tanto como para no hacerle caso si se queja, ni es el momento de ir a desayunar mientras le ponen la anestesia. Tu misión el día del parto es estar acompañando a tu pareja todo el rato y sin agobiar.

- **Si eres aprensivo, avisa.** Si te mareas con la sangre y los hospitales te ponen nervioso, comunícalo al personal de la sala de partos al llegar. Ellos necesitarán estar por tu mujer y saber que eres candidato a marearte en el momento clave les ayudará a tenerlo todo preparado.

- **Celebra el momento mágico.** El nacimiento de vuestro bebé va a ser increíble, ya te lo avanzo, es algo muy especial e irrepetible. Disfrútalo con todos tus sentidos, llora si así lo sientes, ¡déjate llevar! Dale un beso y un abrazo enorme a esa valiente que acaba de traer al mundo a vuestro hijo. Tu admiración y amor por ella van a ser enormes ese día.

Una vez estéis en la habitación de la clínica...

- Haz un poco de perro guardián. No hace falta que venga a visitaros todo el mundo el primer día, coméntalo con vuestros conocidos y amigos, y hazles saber que es mejor a partir del segundo o tercer día. Tu pareja estará cansada, necesitará estar tranquila y disfrutando del bebé.

- Busca algún momento de intimidad para estar vosotros dos con el bebé, para disfrutar de la nueva familia que acabáis de formar y para decirle a ella lo orgulloso que te sientes de cómo lo ha hecho.

- Es una buena idea regalarle algún detalle a tu mujer que le haga acordarse siempre del nacimiento de vuestro bebé. Le hará mucha ilusión y simbolizará para siempre el día tan bonito que acabáis de vivir.

- La primera puesta. Ten muy claro cuál es el primer conjunto de ropita que tu pareja quiere ponerle al recién nacido. Con las emociones del momento es probable que se te olvide... Y sí, podría ser un pequeño drama si de repente ella ve que el bebé no lleva la ropita de primera puesta que tiene preparada desde hace tantas semanas.

La vuelta a casa:
poco a poco todo encontrará su sitio

¿Pensabas que ya estaba? ¿Que con el parto la película del embarazo la podías dar por acabada? Déjame decirte que todavía quedan los créditos, el epílogo e incluso las tomas falsas. Vamos, que os falta el postparto, el adaptar al bebé a vuestra rutina y el aprendizaje de la paternidad.

Es una nueva etapa que acaba de empezar y que ya no va a acabar nunca en tu vida: ahora eres padre, ¡y lo serás para siempre! Dicho esto, los primeros meses de adaptación son quizás los más duros, pero con unos cuantos consejos lograrás sobrellevarlos mejor:

- Acostúmbrate a no dormir seguido. Y, además, lo malo de esta nueva situación es que llega de golpe, sin avisar. Los bebés se despiertan cada dos o tres horas por la noche, lloran y tienen hambre. No descansar puede hacer que estés más irritable durante el día. Sin embargo, ¡es probable que ella duerma mucho menos que tú! Antes de saltar por una tontería o de iniciar una discusión que no os va a llevar a ningún lado, respira, tranquilízate, y piensa que es por la falta de sueño.

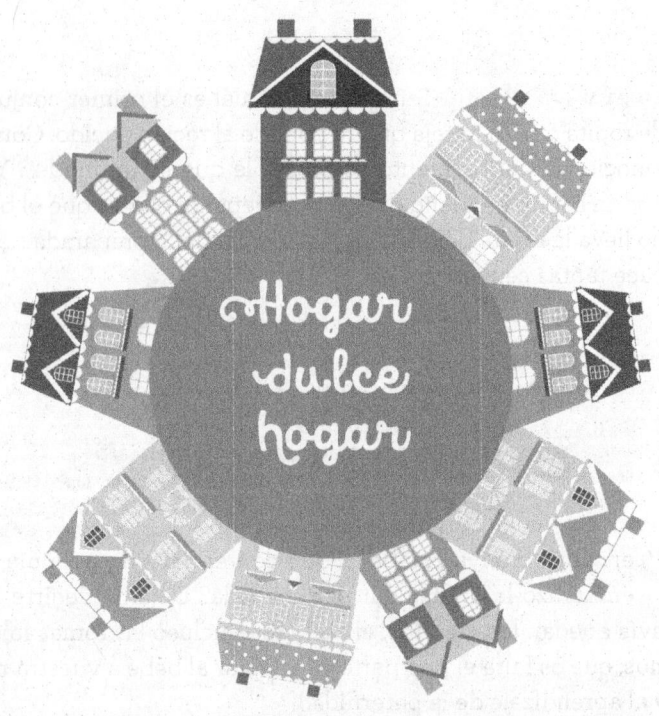

- **Ayuda en los cuidados de vuestro bebé todo lo que puedas.** Sentaos un día a hablar y a dividir tareas. Todo os resultará mucho más fácil si trabajáis en equipo, y a pesar de que puedes tener la sensación de que ella se maneja mucho mejor con el recién nacido, has de poner de tu parte para poco a poco irte sintiendo cómodo en tu faceta de padre. ¿Ella se encarga de darle de mamar y de acunarlo para que se duerma? Quédate tú con el momento bañera y los cambios de pañal.

- **Trátala con delicadeza.** Es probable que tu mujer no se guste en su cuerpo, se notará flácida, con algún kilo de más y con mala cara por el hecho de dormir poco. Te toca estar más cariñoso y comprensivo que nunca, ni se te ocurra hacer ningún comentario al respecto, aunque sea en broma. Y cuando haya pasado la famosa «cuarentena» y ya podáis retomar las relaciones sexuales, recuerda ir con cuidado y mucha ternura. Ella irá con miedo a que le duela, con inseguridad y con la sensación de que te resulta menos atractiva. Demuéstrale que no es así, que la quieres, que te gusta y que sigues deseándola.

- **Ayúdale a desconectar.** Esfuérzate por sacar temas de conversación diferentes a los del mundo bebé y por encontrar momentos de pareja. Ella te lo agradecerá, pues durante la baja maternal pasará muchas horas al día sola con el bebé y seguro que tiene ganas de desconectar, de sentirse algo más que mamá. Invítala a cenar, llévatela a dar un paseo solos e intenta establecer una noche a la semana para los dos.

- **Vive a fondo esta nueva vida.** Habéis empezado un proyecto familiar maravilloso, que os va a dar un montón de alegrías. Disfruta del día a día de vuestro hijo, de verle crecer, de constatar cómo la maternidad ha transformado a tu mujer y, sobre todo, aprended juntos. Esta aventura que empezó en cuanto decidisteis tener un bebé no ha hecho más que dar sus primeros pasos. Prepárate para sentir, para descubrir emociones increíbles y para vivir experiencias únicas. ¡Vale la pena!

7

ESTAR
EMBARAZADA
EN LA ERA DIGITAL

*Cómo convertirte en
toda una mamá 2.0*

Seguro que lo has notado, lo has aprovechado y lo has vivido: estar embarazada hoy en día no tiene nada que ver con estarlo hace unos años. Ahora tienes toda la información que quieras a un golpe de clic, controlas las semanas de tu embarazo a través de una app y es más que probable que cuando querías quedarte embarazada utilizaras un calendario menstrual con indicador de días fértiles en el móvil.

Y sí, hay que ser realistas, la era digital ha cambiado nuestro día a día y nuestra forma de relacionarnos a todos, a las embarazadas y a las no embarazadas, a los pacientes y a los médicos, a los jóvenes y a los mayores. Cerrar los ojos ante esta realidad no sirve de nada. Es cuestión de saber encontrar un equilibrio, de ser capaz de aprovecharnos de las ventajas que nos ofrecen Internet y las redes sociales sin caer en los excesos.

Por un lado, vivimos en la era de la información y la inmediatez, donde podemos consultar lo que nos venga en gana cuando nos venga en gana: «doctor Google» está de guardia 24 horas, los 365 días del año, ¡siempre con una respuesta preparada! Pero, por otro lado, por suerte, no ha desaparecido nuestra identidad *offline* y sigue habiendo muchas vías de información tradicionales: libros, revistas, televisión, etc. En resumen: tenemos un exceso de contenidos al alcance de la mano y cuesta saber discernir. Y si encima de todo esto añadimos los consejos de las amigas, las madres y suegras, la ecuación se vuelve ya mucho más complicada. Yo soy una ferviente defensora del mundo digital y creo que bien aprovechado sólo tiene ventajas. En este capítulo te explico cómo.

Haz un buen uso de Internet durante tu embarazo

Consejos para sacar el máximo rendimiento a la red

- Cuando tengas una duda y quieras buscar en Internet, lo primero que has de hacer es pararte a pensar: ¿realmente es tan importante y tan inminente que no puedo esperar a consultarla con mi médico en la siguiente visita? Verás que hay muchas cosas que pueden esperar y, así, te ahorrarás acabar metiéndote en páginas de escasa fiabilidad o bien leyendo cosas que aún te liarán más.
- Si decides buscar en Internet, ten en cuenta la siguiente frase: el mejor lugar para esconder un cadáver es en la segunda página de Google o del buscador que utilices. ¿Y con esto qué quiero decir? Pues que lo que busques lo has de encontrar en la primera página tras realizar tu búsqueda. Si vas pasando y pasando páginas, es probable que acabes en un foro poco fiable o en un portal sin ningún tipo de rigor científico y que lo que leas sea una auténtica barbaridad.
- Antes de recurrir al motor de búsqueda sin más, primero investiga si el centro en el que te controlan el embarazo tiene página web, cuenta de Instagram o blog. Es muy probable que sí y que dispongan de una zona para pacientes con información útil sobre el embarazo o con un buzón de dudas en el que puedas dejar tu comentario. Es una manera fiable de encontrar información de calidad, ajustada a lo que realmente te vas a encontrar el día de tu parto o durante el control del embarazo.

- Si te gusta estar informada, plantéate la opción de suscribirte a revistas online de embarazo y maternidad. Normalmente te enviarán un email semanal con un resumen de lo que es normal que te esté ocurriendo en la semana de embarazo en la que te encuentres y además te dejarán enlaces a contenido interesante para toda mujer embarazada: trucos de dieta, tutoriales de ejercicio físico para realizar durante el embarazo, información sobre productos de puericultura...

- Desconfía de los foros de opinión. En general, te los desaconsejo como fuente de información precisamente por su naturaleza: lo que vas a encontrar son sólo opiniones, no se trata de especialistas que exponen una respuesta estructurada a dudas sobre temas médicos, sino otras embarazadas como tú que hacen comentarios absolutamente dispares. Además de que no te aportará nada, te puede generar más ansiedad. Ahora bien, si lo que quieres es saber la opinión de las usuarias sobre tal o cual sujetador de lactancia o sobre cuál es el mejor escucha bebés del mercado, entonces sí que puede serte útil.

- Busca fuentes fiables. Si buscas información médica en blogs de maternidad, lactancia, embarazo, crianza y similares, mi consejo es un poco parecido al del punto anterior: intenta ir a aquellos firmados por médicos pediatras, ginecólogos, matronas, farmacéuticos, enfermeras, etc., pues siempre resultarán mucho más rigurosos y documentados que los escritos por madres que cuentan sus experiencias personales. Si lo que te interesa es hacer una consulta que no sea médica, como tiendas dónde comprar ropa al bebé, marcas de biberones o averiguar qué cochecito es el mejor para el peque, ahí sí que puedes consultar cualquiera de los blogs de crianza y maternidad que existen. Los hay que están francamente bien.

No lo olvides

Confía en tu médico antes que en la Red

Si quieres encontrar en Internet información contraria a lo que te ha dicho tu médico en la consulta, vas a ser capaz de encontrarla. Sin embargo, ¿para qué? Confía en quien te atiende durante tu embarazo y no caigas en la trampa de intentar hallar afirmaciones o artículos que le contradigan.

Me explico con un ejemplo: la vacuna de la gripe está recomendada durante el embarazo y las ventajas que ofrece a la gestante son mucho mayores que los posibles riesgos. En cambio, en Internet encontrarás muchísimas páginas y foros que aseguran que esta vacuna durante el embarazo es casi tan peligrosa como ir en moto sin casco. Leer esto no sólo no te sirve de nada, sino que además te genera agobios y dudas. No deberías cuestionar lo que te ha dicho tu médico en la consulta y, si hay algo que no te acaba de quedar claro, es con él con quien lo tienes que consultar, no con «doctor Google».

Páginas web útiles para embarazadas y madres recientes

- www.inatal.org: web de divulgación del Hospital Clínic de Barcelona, uno de los centros punteros en obstetricia de toda Europa. Ofrecen información actualizada y de calidad sobre el embarazo y cuenta con un buzón de dudas que siempre contestan médicos del equipo.
- www.e-lactancia.org: web en la que podrás consultar la compatibilidad de cualquier fármaco con la lactancia materna.
- www.boticariagarcia.com: blog de una farmacéutica que también es madre de dos peques. Explica de forma muy cercana y divertida las típicas dudas que puedas tener sobre medicamentos, nutrición y temas relacionados con la salud. Además,

desmitifica con una gracia inigualable las típicas leyendas urbanas que todos hemos oído o te explica qué remedios caseros de la abuela son los que valen la pena y cuáles no.

- www.luciamipediatra.com: interesantísimo blog de Lucía Galán, una pediatra y madre de dos peques, que explica sus propias experiencias y escribe sobre temas que nos preocupan a todas las mamás. Es una pediatra con alma de escritora, ha escrito seis libros publicados en Editorial Planeta. El primero, *Lo mejor de nuestras vidas* (Editorial Planeta), es un básico para cualquier madre primeriza.

- www.dra-amalia-arce.com: página web de la doctora Arce, pediatra del Hospital de Nens de Barcelona, en la que encontrarás acceso directo a su blog, que es estupendo, pues ofrece información veraz de forma clara y cercana. Además, es autora de un libro magnífico: *Diario de una mamá pediatra* (Editorial Grijalbo).

- www.unamamiquesemima.com: este es mi blog, en el que intento combinar mi experiencia como madre con la de ginecóloga, para explicar los temas que más pueden preocupar a las embarazadas, siempre a partir de mis propias vivencias.

Cuentas de Instagram que creo que te pueden resultar útiles

- @bmummadrid: cuenta de un equipo de ginecólogos y matronas muy volcados en divulgar la obstetricia humanizada, la asistencia personalizada al parto y el cuidado integral de la mujer.

- @lactamagic: cuenta de una enfermera de maternidad y neonatología, asesora de lactancia materna. Ofrece consejos e información súper útil sobre lactancia, un *must* si quieres que tu lactancia resulte exitosa.

- @jorgemunozpediatra: cuenta de un magnífico pediatra español muy implicado en temas de cooperación y que además publica posts buenísimos sobre educación infantil.

- @ginecologa: cuenta de una ginecóloga y madre granadina que sabe comunicar como nadie. Ofrece muchísima información de calidad sobre diferentes temas ginecológicos.
- @pediatra.annaestape: cuenta de una pediatra y mamá que ofrece información actualizada sobre crianza, cuidados del recién nacido, lactancia y alimentación infantil.
- @gutenbergecografia: cuenta de uno de los más prestigiosos centros de diagnóstico prenatal de nuestro país, con sede en Málaga. Ofrece contenido actualizado sobre medicina maternofetal y embarazo.
- @unamamiquesemima: ¡es mi cuenta! Intento publicar contenido interesante sobre obstetricia, compartir mi experiencia profesional en los partos y resolver dudas de mis seguidores.

....
Cinco cosas que no puedes olvidar
como embarazada del siglo XXI
....

1. **Descargarte una *app* de control del embarazo.**
   Como hay muchísimas, es cuestión de que investigues un poco y te quedes con la que más te guste. Todas te enviarán notificaciones al móvil que hacen mucha gracia e ilusión, tipo: «Estás de 12 semanas, el tamaño de tu bebé ahora es similar al de una zanahoria». Pero aparte de estos comentarios algo frívolos, las buenas *apps* de embarazo también incluyen:
   - Calendario semana a semana para que puedas anotar todas tus citas al ginecólogo, las fechas de las analíticas, la visita al dentista y cuándo te toca la vacuna de la tosferina.
   - Un apartado de notas o dudas en el que podrás ir escribiendo todas las preguntas que quieres hacerle luego a tu médico en la consulta.

- Información médica contrastada sobre temas relacionados con la gestación y los cambios que vas a ir experimentando en tu cuerpo.
- Opción de rellenar datos personales tipo: peso, tensión arterial y valores de azúcar en sangre (esto para las mamis diabéticas).
- Trucos de dieta sana y equilibrada para ayudar a controlar el peso.
- Sugerencias de ejercicios fáciles para realizar en casa y mejorar la sintomatología típica del embarazo: dolor de espalda, piernas cansadas, retención de líquidos...
- Algún vídeo o tutorial de cómo se realiza el masaje perineal a partir de las semanas 32-34.
- Opción de descargarte directamente los informes y las imágenes de las ecografías que te han ido haciendo a lo largo del embarazo.
- Una lista para preparar la canastilla.

2. **Comprobar si le gusta a Internet el futuro nombre de tu hijo.**
¿Ya has decidido cómo va a llamarse tu bebé? Entonces te aconsejo que lo busques en la Red con nombre y apellido para estar segura de que no coincide con el de algún personaje de reputación dudosa o bien con el de una celebridad extranjera. Igual esto te parece que es una tontería, pero ya que hoy en día todo lo buscamos en Internet, no cuesta nada hacer esta comprobación tan sencilla y asegurarse de que el nombre no arrastra ninguna fama o peso que no conocías y que tampoco quieres para tu hijo o hija.

3. **Decidir cuál va a ser la identidad digital de vuestra familia.**
La identidad digital no es más que lo que se dice de ti en redes sociales, por tanto, es la suma de lo que tú dices en redes, los contenidos que compartes y lo que otros dicen de ti. Todos tenemos una hoy en día y, si no te preocupas y te ocupas de crearte una que se ajuste a tu identidad real, otros lo harán por

ti. Y lo mismo sucede con la familia. Por tanto, toca buscarte en Internet, buscar también a tu pareja y ver lo que se dice de vosotros. En función del resultado, habrá que mantenerse o actuar: ¿te gusta lo que se dice? ¡Fantástico, sigue así! ¿No te gusta? ¡Algo vas a tener que cambiar!

Estos son algunos consejos que puedes poner en práctica para crearte una identidad digital, tanto a nivel personal como familiar, de la que te sientas orgullosa y con la que estés a gusto:

o Piensa en la imagen que te gustaría transmitir en redes y procura que tus acciones y publicaciones sigan siempre esa línea.

o Decide en qué redes quieres estar y escoge las que se ajusten más a tu perfil.

o Te aconsejo que tu identidad digital sea lo más acorde posible a tu identidad real. Del mismo modo, no te creas todas las vidas Pinterest que aparecen en las redes: las mamás con tipazo a los diez días del parto acunando a bebés de anuncio no existen. El postparto real es todo lo contrario, créeme.

o Habla con tu pareja sobre la postura que vais a tomar respecto a los hijos en Internet: ¿Vais a colgar fotos suyas en vuestros perfiles sociales? ¿Preferiríais mantenerlos al margen? Lo importante es ser consecuente. A lo mejor decidís que los niños no salen en Facebook pero sí en Instagram o directamente no os apetece que aparezcan en ninguna red. Sea lo que sea, adelante con vuestro parecer y cumplidlo.

4. **Prepararle una canastilla digital a tu bebé.**
Si eres de aquellas futuras mamás que son fans de todo el mundo digital, las recomendaciones de este punto van especialmente dedicadas a ti. Aunque ahora pueden sonar algo atrevidas, estoy convencida de que tu hijo o tu hija te agradecerá en un futuro los regalos que van en esta particular canastilla:

o Dominio propio en Internet, es decir, comprar el <www. nombredetuhijo.com>. Es fácil de hacer, por unos 15 euros al año lo tienes y así te garantizas de que nadie más pueda utilizar esa dirección. Cuando tu hijo sea mayor de edad o empiece a trabajar, seguro que le resulta útil tenerlo. Ten en cuenta que nuestra sociedad se está digitalizando a pasos agigantados y, aunque ahora no acabes de verle la utilidad, si piensas que dentro de veinte años una de cada cuatro personas que se incorporen al mundo laboral lo harán en un puesto que aún no existe, quizás vas dándote cuenta de lo cotidiano que será tener nuestro propio dominio.

○ Cuenta de correo electrónico. En menos de cinco minutos le puedes abrir una cuenta de email en algún servidor gratuito y, si lo haces con una dirección fácil y sencilla, mucho mejor.

○ Perfiles sociales. Si le abres una cuenta en las diferentes redes no es para que las use desde pequeño sino para que cuando tenga la edad de utilizarlas estén disponibles con su nombre. Puedes empezar por Twitter, Facebook, Instagram, y LinkedIn. Sin embargo, también es cierto que las redes evolucionan a una velocidad vertiginosa y es más que probable que para cuando tu hijo se incorpore al mundo digital, algunas de las redes que te he comentado hayan caído en desuso y otras nuevas estén copando el mercado.

5. **Escoger qué documentación gráfica quieres de tu embarazo y tu parto.**

○ Imágenes de las ecografías: ya verás que hoy en día la mayoría de centros ofrecen la posibilidad de hacerte ecografías en 3-4D y darte luego las imágenes grabadas, ya sea en un DVD o en un USB. También hay muchos centros que desde su propia web te permiten acceder a tus ecografías y descargarte las imágenes que quieras, e incluso tienes la opción de obtener una «figura» de la carita de tu bebé si en el centro al que acudes tienen impresora 3D.

Has de saber que las ecografías diagnósticas son en

2D (en escala de grises) y que las imágenes en 3D de tu bebé son, sobre todo, un bonito recuerdo a nivel personal, pero que a nosotros los médicos raramente nos aportan mucha información adicional a lo que ya hemos visto en la exploración rutinaria. Eso no quita que una ecografía en 3-4D sea algo precioso, así que, si te la quieres hacer y puedes guardar las imágenes, tendrás un recuerdo maravilloso del embarazo para toda la vida. Yo siempre me pregunto cómo reaccionarán los niños cuando se vean a sí mismos moviéndose dentro de la barriga de su madre. Yo aún no les he enseñado a mis hijos sus ecografías, pero, cuando lo haga, ¡seguro que no olvidaré sus caras!

o Fotografías de nacimiento: cada vez están más en auge los reportajes fotográficos del parto y el postparto inmediato, para intentar captar en imágenes las emociones que se viven en esos momentos mágicos. Con el fin de humanizar más el parto, el personal que trabajamos en la sala de partos estamos cada vez más a favor de iniciativas como estas. Las imágenes que se obtienen son espectaculares e imagino que deben lograr despertar de nuevo todas las sensaciones del día del parto siempre que las vuelves a mirar. Cuando yo di a luz a mis hijos apenas se hablaba de fotografías de nacimiento, así que no tengo imágenes profesionales de ese día. No quiero ni imaginar si las tuviese: tengo sólo las que hicimos nosotros y cada vez que las veo me pongo a llorar de emoción.

Si quieres contactar con alguien que logra captar como nadie estos momentos tan especiales en los que se establecen vínculos madre-hijo, te recomiendo que eches un vistazo a la web de Eva Gascón <www.evagascon.com>, una de las pioneras fotografiando nacimientos, ¡y lo hace como nadie! Si eres de Barcelona, el trabajo que hace la fotógrafa Victoria Peñafiel seguro que te encantará <www.victoria penafiel.com>.

Niños y redes sociales

Este es un mensaje para ti en el futuro

Como madre, has de estar en redes sociales si quieres poder enterarte de lo que hacen tus hijos en su día a día. No quiero decir que tengas que estar enganchada al móvil o al ordenador, pero sí saber qué se cuece. Ya sé que ahora estás embarazada y lo ves todo muy lejano, pero el tiempo vuela y bastante antes de lo que piensas estos consejos te serán útiles:

○ Los niños hoy en día tienen móvil hacia los 12 años. Querer ser la madre rara que no les deja tener teléfono hasta los 16 no sirve de nada, como tampoco aporta nada el dejárselo desde los 8 años.

○ Hay redes sociales que están de moda sólo entre niños y adolescentes. Intentar saber cuáles son y en qué consisten es importante. Así, podrás controlar un poco lo que hace tu hijo en Internet y valorar qué imagen está transmitiendo.

○ Es importante que sigas a tu hijo en las diferentes redes, sin hacerle comentarios ni nada parecido, pero para poder ir viendo si sus amigos online se corresponden con los que luego vienen a casa a jugar, por ejemplo.

· ·

Aplicaciones que te salvarán la vida
en el postparto

· ·

Créeme, durante el postparto cualquier app, web, tienda online o avance tecnológico que te permita ahorrarte tiempo o esfuerzo en diferentes facetas de tu vida la vas a recibir con los brazos abiertos. Porque en el postparto se te van las horas y no sabes cómo. De repente ha pasado todo el día y lo único que has tenido tiempo de hacer es de ducharte y comer, pero ni pensar en ir al súper o acordarte de pedir cita para la manicura.

¡Tranquila! Aunque el postparto va a ser igual de caótico que hace quince años, hoy contamos con la ventaja de un montón de *apps* que te van a facilitar, y mucho, el día a día. Toma nota.

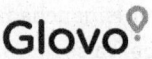

Glovo
Tu chico de los recados

Esta app te cambia la vida, y más aún cuando estás todo el día con el bebé y no tienes tiempo de nada. Glovo te lleva o te trae cualquier cosa que necesites a la dirección que tú digas en menos de media hora. Básicamente puedes utilizarla para pedir comida a domicilio (tienen una lista de los mejores restaurantes de tu ciudad), hacer recados (¿has de recoger de casa de tu prima el Maxi-Cosi? ¡Manda un *glover* a buscarlo!) o comprar cualquier cosa (desde un producto de farmacia a un ramo de flores).

amazon

Amazon
Lo que quieras comprar, lo encuentras seguro

¿Quién no conoce Amazon a estas alturas? Es lo más. Para mí, desde que existe esta tienda online, se acabó el estrés de comprar los regalos de Navidad o todo el material escolar a principio de curso. Todo lo que se te pueda ocurrir está a la venta en Amazon. ¿Y con Amazon Prime Now? En menos de dos horas te entregan tu pedido, ¡alucinante!

Siri

Hazla trabajar, que sea tu assistant particular

Si tienes un iPhone, la aplicación Siri se puede convertir en tu nueva mejor amiga. Dile que te recuerde cuándo te toca curarle el ombligo al bebé, las citas al pediatra y cualquier asunto que veas que se te podría olvidar. En serio, aprovéchate de esta voz misteriosa que sale del teléfono móvil.

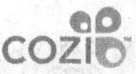

Treatwell

Planes de belleza a un clic
y al mejor precio

En esta *app* puedes reservar cita online en los mejores centros de belleza y estética de tu ciudad. En el postparto has de seguir cuidándote, pero a menudo se te puede olvidar. Con Treatwell, mientras estés dando el pecho a tu bebé, podrás solicitar hora para una manicura al ladito de tu casa y al mejor precio.

COZI

Cozi

La única forma de mantener
la organización familiar

Esta app crea un calendario familiar que se puede compartir desde diferentes móviles. Cozi es un organizador del día a día de la familia y la casa de manera que permite a todos los miembros introducir citas y recordatorios en el calendario además de visualizar los planes familiares.

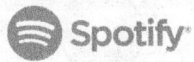

Spotify

Nanas, canciones infantiles,
villancicos... ¡lo que sea!

Una cuenta en Spotify te servirá para buscar música relajante para dormir a bebés y hacerte una *playlist* de nanas. A medida que vaya creciendo el peque, podrás ir haciéndote listas de canciones infantiles, villancicos, etc. Y no te olvides de tu vida de pareja: ¿tenéis ya una lista colaborativa en Spotify con esas canciones que son tan vuestras?

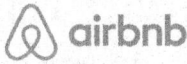

Airbnb

Descubre otra manera de viajar,
mucho más práctica

¿Qué mejor que un apartamento céntrico en una ciudad si os vais un fin de semana con el *peque* o una casita en la playa para vuestras primeras vacaciones en familia? Para viajar con niños, Airbnb va genial, pues tienen alojamientos ideales, mucho más prácticos que los hoteles convencionales.

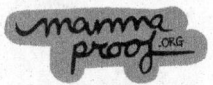

Mammaproof

Descubre locales y planes de ocio
pensados para toda la familia

Otra web muy práctica para organizar viajes con niños a diferentes ciudades de nuestro país o incluso para conocer restaurantes, locales y tiendas *kid-friendly* en tu propia ciudad. Los mejores planes con niños los encontrarás aquí.

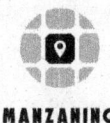

MANZANING

Manzaning
Recupera el placer de comprar
en el pequeño comercio de barrio

Esta app quiere fomentar el pequeño comercio de barrio de toda la vida. ¿Quieres seguir yendo a la frutería que iba tu madre o a la carnicería del mercado del barrio y con el bebé no encuentras el momento? Con Manzaning puedes hablar directamente con el tendero, hacerle el pedido y recibirlo en casa en menos de dos horas.

LA PESCADERÍA
de María

La pescadería de María
Comer pescado fresco nunca fue tan fácil

Si eres de las que no pisa con mucha frecuencia la pescadería, pero estás súper concienciada de los beneficios de comer pescado de manera regular, esta es tu web. Pescado fresco que llega a tu casa envasado al vacío, limpio y sin espinas, listo para consumir.

Capraboacasa
o cualquier supermercado online
Ahórrate el estrés de ir al súper

Seamos realistas, ir al súper en el postparto no es el mejor plan. Ahórrate ese momento estresante con el bebé en una mochila llorando y tú empujando el carrito. Mucho mejor si haces la compra online desde el sofá de casa: ganarás en paz interior, créeme. Desde que no voy al súper, ¡vivo mucho más relajada!

elvie

Elvie

Cuida tu suelo pélvico estés donde estés

Elvie, *your personal trainer,* se trata de un entrenador personal de ejercicios de Kegel. Consiste en un dispositivo que introduces en la vagina y que se conecta a la *app* que te has descargado previamente en el móvil mediante bluetooth. Tiene sensores de presión y fuerza para poder monitorizar si estás realizando correctamente los ejercicios que te indica en la pantalla. Es práctico, fácil de usar y muy efectivo. Busca cinco minutos cada día, tu suelo pélvico te lo agradecerá.

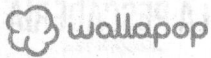

Wallapop

Vende lo que no uses, compra lo que necesites

¿Quieres comprar algún artilugio para el bebé que sabes que tampoco vas a utilizar mucho tiempo? O, al revés, ¿quieres deshacerte del moisés porque te ocupa espacio y ya no lo vas a usar más? ¡Entra en Wallapop!

Sigue al día en mi blog y en mi cuenta de Instagram

Como es muy probable que surjan nuevas aplicaciones interesantes y que yo vaya descubriendo nuevas webs con contenido de calidad, en mi blog encontrarás un enlace que voy actualizando periódicamente con sugerencias digitales que pueden serte muy útiles durante el embarazo y las primeras etapas de tu maternidad. Además, en mi cuenta de Instagram publico stories y vídeos en IGTV con temas que considero que pueden ser útiles para todas, así que si descubro alguna App que es lo más o alguna cuenta de Instagram que no puedes dejar de seguir, ¡te lo cuento seguro!

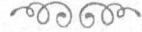

8

OÍDO
EN LA CONSULTA...

*Anécdotas que te arrancarán
más de una carcajada*

*D*espués de varios años en la consulta viendo a mujeres embarazadas, en Urgencias resolviendo dudas de las pacientes y en la sala de partos atendiendo a futuras mamás en el día más importante de sus vidas, he visto y oído de todo. Las preguntas más extrañas, las convicciones más falsas e incluso las frases lapidarias más graciosas que de pronto salen de la boca de sus acompañantes.

Así, he podido constatar que hay una serie de mitos y creencias que se propagan entre las embarazadas sin saber muy bien cómo. Precisamente por ello, porque en ocasiones en la consulta ocurren situaciones de lo más cómicas y porque creo que es bueno aclarar ciertas leyendas urbanas, he decidido escribir este capítulo, siempre con un toque de humor y sin ánimo de ofender a ninguna futura mamá.

Leyendas urbanas del embarazo

*C*irculan infinidad de historias ficticias sobre el embarazo pero, tras mucho reflexionar, creo que he encontrado cuáles son las diez más extendidas, las que más veces he tenido que aclarar en la consulta. Sin embargo, estoy segura que hay muchas otras que me dejo en el tintero y que bien podrían dar para un libro por sí solas. Te las cuento a continuación:

1. Nacer de siete meses es mejor para el bebé que nacer de ocho meses. Ni idea de en qué se basa esta afirmación, pero lógicamente la respuesta es NO. Para el bebé lo ideal es nacer a término (es decir, entre las 37 y las 42 semanas de embarazo) y, si por diferentes motivos nace antes de tiempo, ¡cuantas más semanas de gestación mejor!

2. En caso de gemelos, el que nace segundo es el mayor. La gente cree que el segundo gemelo es el mayor porque es el que entró primero en el útero de su madre. Pero esto es totalmente erróneo. Los embriones se implantan en el útero materno provenientes de las trompas de Falopio y no hay manera de saber cuál se implantó primero (si es que no lo hicieron de forma simultánea). Así pues, el primer gemelo en nacer es el hermano mayor. ¡Respecto a este tema, no hay discusión!

3. Si cruzas mucho las piernas durante el embarazo, al bebé se le puede enrollar el cordón alrededor del cuello. Esta afirmación no tiene ninguna solidez científica y no te la has de creer. Existen variantes de la misma, que tampoco son ciertas, como que si estiras los brazos por encima de tu cabeza también provocarás que el cordón se enrolle alrededor del cuello de tu bebé. Lo que sí es cierto es que casi el 40 % de los bebés nacen con el cordón umbilical enrollado en alguna parte de su cuerpo y es algo completamente normal que no ha de preocuparte ni asustarte.

4. Las embarazadas que tienen acidez tendrán un bebé con mucho pelo. Sin duda, esta es una de las leyendas urbanas más extendidas entre las futuras mamás, y lo cierto es que tampoco entiendo el motivo. La realidad es que la acidez que puedas tener en el embarazo no se debe al pelo de tu bebé, sino a la progesterona, una hormona que estando embarazada predomina en tu organismo y que hace que las digestiones se vuelvan mucho más lentas y además «debilita» un poco una válvula que se llama píloro y que es la encargada de evitar que los jugos gástricos suban por el esófago. Si a esto

le sumamos que, con el crecimiento del útero, tu estómago cambia un poco de posición y su relación con el esófago se ve alterada tenemos la explicación completa del porqué de esa típica sensación de acidez en el embarazo.

5. **En verano, si le da el sol a la barriga, el líquido amniótico se puede calentar.** Hay muchas embarazadas que son reticentes a llevar bikini en verano. Si es por motivos estéticos, porque quieren evitar que el sol afecte a las estrías o porque se ven más favorecidas con traje de baño, genial. Pero cuando me comentan que lo hacen porque han oído que el sol calienta el líquido amniótico de la barriga y eso es malo para el bebé, casi me entra la risa. No, al igual que nuestra sangre y nuestros órganos internos, el líquido amniótico está a una temperatura constante y no se altera si los rayos de sol inciden en la barriga.

6. **Es fácil saber si estás esperando niño o niña en función de la forma de la barriga.** El saber popular dice que en caso de estar embarazada de un niño, la barriga tendrá una forma picuda y que, cuando esperas una niña, tendrá forma redondeada. ¿Base científica? ¡Ninguna! ¿Y por qué muchas veces la gente acierta el sexo de tu bebé al ver tu barriga? Pues por pura estadística, ¡existe un 50 % de probabilidades de acertar!

7. **Otra manera infalible de saber el sexo del bebé: ¡la belleza de la madre!** Dicen que si estás guapa en el embarazo y casi no se te hincha la cara es porque estás esperando un niño. En cambio, si estás menos favorecida y con la cara algo más redonda, estás esperando una niña y, claro, ella te ha robado la belleza. Lo mismo que antes: no hay ningún argumento científico lógico que apoye esta teoría. Si te cambia la cara será porque estás reteniendo más líquidos, no porque estés embarazada de una niña.

8. **Si el bebé nace con alguna mancha de nacimiento es por los antojos de la madre durante el embarazo.** Este mito tiene dos variantes totalmente contrarias, lo que ya nos tendría

que hacer sospechar de su poca validez. Por un lado, hay quien dice que si la madre ha tenido muchos antojos en el embarazo el bebé saldrá con alguna mancha de nacimiento en la piel. Por otro, está la teoría de que si la madre se reprime de algún antojo durante el embarazo, entonces su bebé tendrá manchas de nacimiento. Como puedes comprender, ambas variantes son absolutamente falsas. No influye la alimentación ni los caprichos que la madre haya tenido durante la gestación en el hecho de que el recién nacido presente alguna mancha en su piel.

9. Cada hijo te cuesta un diente. Esta es una frase muy extendida entre la gente mayor y, si bien tiene cierta base científica, hoy en día no se cumple ni mucho menos, por suerte. La teoría popular dice que el bebé necesita calcio para formar su esqueleto y lo toma de los dientes de la madre. Nada más lejos de la verdad. Pero lo que sí es cierto es que, si no cuidas tu higiene bucodental en el embarazo, tendrás más predisposición a sufrir caries o alguna complicación en las encías (y esto antiguamente podía llevar a la pérdida de alguna pieza dental). En el embarazo el pH de la saliva cambia y la permeabilidad de los capilares de las encías también, lo que favorece la aparición de infecciones bucodentales. ¡Por eso insisto tanto en lo importante que es ir al dentista en el embarazo!

10. Hay madres que producen leche de mala calidad o no producen suficiente leche para alimentar a su bebé. Hay muchísimas creencias en torno a la lactancia materna, pero quizás estas dos son las más extendidas. Y ambas son falsas. Se ha demostrado que incluso madres que están en situación de desnutrición o dieta precaria producen una leche con los nutrientes necesarios para su bebé. Lo mismo sucede con la cantidad de leche: menos del 1 % de las madres presentan hipogalactia, que es el nombre médico para referirse a la producción insuficiente de leche.

Es increíble cómo ciertas cuestiones se repiten entre las embarazadas con una precisión casi matemática. Es decir, dos pacientes diferentes, cada una con su historia, su embarazo y sus circunstancias y, luego, ¡me hacen las mismas preguntas! ¿Conclusión? Está claro que todas las embarazadas piensan más o menos igual y les surgen las mismas dudas.

Ahora bien, a la vez me he dado cuenta de que hay muchas embarazadas que no se atreven a expresar todo lo que les preocupa, supongo que por miedo a hacer el ridículo. Sin embargo, no debes cortarte y has de atreverte a decir todo lo que quieras. A continuación verás un resumen de los interrogantes más habituales que me plantean a diario en mi consulta. ¡Seguro que más de uno se te ha pasado por la cabeza!

«Doctora, ¿qué pasa si tengo un perro?»

Esta pregunta suele surgir de forma espontánea en la gran mayoría de pacientes que no han pasado la toxoplasmosis, cuando les explico que si tienen un gato intenten no manipular la tierra donde este hace sus necesidades (pues las heces de los gatos pueden ser una fuente de infección de la toxoplasmosis). Con los perros no pasa nada y no hace falta que te preocupes si tienes uno: puedes seguir jugando con él, sacándolo a pasear y acariciarlo sin problemas.

«¿Puedo teñirme el pelo estando embarazada?»

No hay ningún problema por hacerse baños de color, taparse las canas o hacerse mechas, incluso te puedes decolorar el cabello si lo has hecho ya con anterioridad. Ahora bien, si no lo has hecho nunca antes, yo no me arriesgaría a probarlo por primera vez durante el embarazo. Ya no tanto por el amoníaco que pueda contener el producto (que no va a afectar a tu bebé), sino por el riesgo de que aparezca una reacción alérgica en el cuero cabelludo. Recuerda que durante el embarazo la piel se vuelve hipersensible y quizás no es el momento ideal de experimentar por primera vez.

«¿Puedo maquillarme, pintarme las uñas o depilarme durante el embarazo?»

Durante el embarazo puedes seguir con tus rutinas de belleza habituales sin ningún problema. Lo único a tener en cuenta es el tema de la depilación láser, que por prudencia es mejor posponerla a después de haber dado a luz por el mismo motivo que te he dado con la decoloración del cabello: la piel en el embarazo está hipersensible y podrías hacer alguna reacción dérmica de tipo alérgico o bien una hiperpigmentación de la zona tratada.

«Doctora, ¿este medicamento seguro que me lo puedo tomar?»

Esta pregunta surge de forma automática cuando le receto un fármaco a una embarazada. Es lo primero que sale de la boca de todas las pacientes. Es como si olvidaran que soy su ginecóloga y estoy controlando su embarazo. Es decir, si tu médico te receta un fármaco ten por seguro que ya está teniendo en cuenta que estás embarazada y sabe que te lo puedes tomar sin problemas.

«Si duermo boca arriba o del lado derecho, ¿es malo para el bebé?»

Si estando boca arriba o del lado derecho no tienes sensación de mareo ni otra sintomatología, no te preocupes, puedes dormir en esa posición sin problemas y a tu bebé no le pasará nada. Conforme avanza el embarazo, puede ser que cada vez toleres peor el estar tumbada boca arriba, eso se debe a que el peso del útero está apoyándose sobre la vena cava (la vena que lleva la sangre de tórax, abdomen y piernas al corazón), lo que hace que la circulación a través de la misma se vea dificultada. Esto puede ocasionar sensación de mareo, taquicardia y sudoración. Si te tumbas del lado izquierdo, el útero dejará de ejercer esa presión sobre la vena cava, desapareciendo rápidamente los síntomas. De este modo, si te mareas boca arriba, ponte del lado izquierdo pero, si no te pasa, ¡duerme como quieras!

> **«Doctora, en la ecografía de hoy todo genial,**
> **nos han dicho lo que pesa el bebé, cómo está colocado,**
> **pero... ¿cuánto mide?»**

Esta pregunta me la hacen las pacientes siempre tras una ecografía. Y la verdad es que yo, después de tantos años, sigo sin entender por qué resulta tan relevante este dato. En cualquier caso, el bebé está hecho una bolita en la barriga, por lo que no existe manera posible de estirarlo y medirlo. En fin, a las futuras mamás que necesitan saberlo como agua de mayo siempre les digo que multipliquen la longitud del fémur por siete y así obtendrán una medida aproximada del bebé, aunque yo sigo sin comprender la importancia del dato.

> **«En el colegio de mi hijo hay un niño con varicela y,**
> **aunque yo la pasé de pequeña,**
> **me han dicho que es muy peligroso para el bebé.»**

Primero de todo, aclarar un concepto básico: si la madre no pasa una enfermedad, cualquiera que sea, el bebé que lleva dentro tampoco la pasará. Es decir, por mucho que un compañero de tu hijo –o incluso tu propio hijo– tenga la varicela, si tú no presentas absolutamente ningún síntoma, tu bebé no la va a contraer. Además, si estás inmunizada porque la pasaste de pequeña, aún puedes estar más tranquila.

> **«Mi bebé se mueve mucho por la noche: ¿esto es porque está**
> **incómodo? ¿Será que lo estoy chafando?»**

No, tranquila. Los bebés suelen moverse más cuando la madre está más relajada, así que es normal que notes cómo tu bebé aumenta su actividad cuando tú estás tumbada en el sofá o en la cama. Y otra aclaración que siempre es bueno hacer: los bebés que están cómodos y sanos dentro del vientre de su madre se mueven más que los bebés que tienen algún problema o están enfermitos. Así que nunca te agobies por si tu bebé se mueve más de la cuenta, ¡es buena señal!

**«¿Doctora, si estoy en la piscina y rompo aguas,
¿cómo me voy a enterar?»**

De entrada, la probabilidad de romper aguas en la media hora que, como mucho, estás en la piscina hacia el final del embarazo es baja. Pero incluso si así ocurriese, seguro que te vas a enterar, pues el líquido amniótico es un líquido a 37 grados, caliente, y notarás cómo corre por tus piernas. Es cierto que a veces la rotura de aguas no es franca, pero entonces suele ser poca cantidad de líquido durante un período largo de tiempo, así que al salir de la piscina seguirás con una sensación rara y en ese caso debes acudir al Servicio de Urgencias a que comprueben si has roto aguas.

··

El humor no está reñido con el embarazo

··

Quiero acabar este capítulo con un poquito de risas, porque siempre está bien sacar el lado humorístico de las cosas que nos pasan en nuestro día a día. Las anécdotas acumuladas en estos años, sobre todo en Urgencias y en la sala de partos, dan para mucho más que para un capítulo de un libro, pero he intentado hacer una selección de las más divertidas que me han sucedido. Son tantas, que sólo puedo dar las gracias a todas y cada una de mis pacientes, por ser tan auténticas, tan simpáticas y tan naturales. Estar en contacto con ellas es, sin duda, lo mejor de mi profesión.

COMENTARIOS GRACIOSOS EN LA CONSULTA

**«El otro día tuve contracciones y pensaba
que me pondría de parto, pero al final me dormí.»**

Esto me lo comentan muchas pacientes con cara de agobio, como queriendo decir: «No lo entiendo, ¡al final el bebé no salió!». Y yo sonrío porque cuando sean las contracciones «de verdad», ¡no sé cómo las van a tolerar! Mi respuesta es siempre la misma: «Tranquila, cuando te pongas de parto te enterarás... ¡Nadie ha parido durmiendo!».

«¡Me siento fatal! Hace dos semanas me comí un trozo de queso brie y ahora estoy preocupadísima por la listeria.»

Primero de todo, si hace ya dos semanas que te lo comiste y estás más fresca que una rosa, ¡es que no ha pasado nada malo! Y, segundo, no todos los quesos del mundo contienen la listeria. De hecho, es mucho más probable que no la contengan, así que por un trocito no hay que estresarse más de la cuenta.

«Ayer me tragué un chicle sin querer y ahora estoy preocupada por si se le habrá pegado a mi bebé en algún sitio.»

A ver: el sistema digestivo no está conectado con el útero, así que el chicle irá por el estómago, el intestino y lo acabarás eliminando por las heces. Tu bebé, mientras tanto, ¡tan feliz dentro del útero!

«¿Si me duele el ombligo es porque el bebé está estirando del cordón umbilical?»

La primera vez que me hicieron esta pregunta, al principio, no lo entendí. Y luego caí en que la paciente se pensaba que el cordón umbilical del bebé iba, desde el ombligo del *peque*, ¡a su ombligo! Así que me tocó explicarle bien todo el tema de la bolsa de líquido amniótico, la placenta y el cordón umbilical, para que viese que el dolor de su ombligo no tenía nada que ver con el cordón de su bebé.

«El otro día oí a mi bebé llorar, ¿puede ser?»

Pues no, lo cierto es que no puedes escuchar el llanto de tu bebé dentro del útero. Has de tener en cuenta que el bebé está rodeado de líquido amniótico, con lo que, si bien puede hacer muecas y expresiones faciales, no puede llenar los pulmones de aire y emitir el clásico sonido que emiten los recién nacidos al llorar.

«¿Verdad que no puedo tomar queso tipo
petit-suisse estando embarazada?»

Esta pregunta me la hizo el otro día una paciente en la consulta y me quedé tan descolocada que le comenté que si algún día escribía un libro de anécdotas, la pondría. Porque me han preguntado acerca de cualquier tipo de alimento que os podáis imaginar, pero nunca aún por un queso tipo petit-suisse. Si este queso es uno de los alimentos estrella de los niños pequeños, ¿cómo va a ser perjudicial para las embarazadas?

«Creo que voy a dejar de hacerme el masaje perineal,
no vaya a ser que provoque que el cuello del útero se dilate.»

Otra vez una confusión anatómica importante por parte de la futura mamá. Haciendo un masaje en la zona del periné y la entrada de la vagina es muy difícil que la paciente llegue a tocar el cuello del útero, que está al fondo de todo de la vagina. Por tanto, el masaje perineal se puede hacer sin problemas hasta el final del embarazo.

SITUACIONES JOCOSAS VIVIDAS EN LA SALA DE PARTOS

Un bebé muy pequeño

Un día estábamos de madrugada en la sala de partos cuando recibimos una llamada de un papá muy nervioso que nos dice: «¡Venimos en coche con un bebé muy pequeño, estamos llegando a la entrada de Urgencias de la clínica!». Y colgó. Así que nosotros bajamos corriendo a la calle, avisamos al pediatra pensando que vendrían con un bebé enfermo, y cuál fue nuestra sorpresa cuando nos encontramos con una madre que acababa de dar a luz en el coche: ¡y tanto si era pequeño el bebé que traían!

La canastilla voladora

Hace poco una paciente mía que tenía programada una cesárea estaba en la sala de partos esperando a pasar al quirófano y entré a saludarla. Al verla, le pregunté: «¿Cómo estás? ¿Todo prepara-do?». Y me contesta: «No te lo vas a creer, doctora, ¡hemos perdido la canastilla del bebé! Mientras metíamos la maleta en el coche, hemos apoyado la bolsa del peque en el techo y ahí nos la hemos olvidado. Así que, al llegar a la clínica, ¡obviamente no estaba! Ha volado por la carretera, ¡estábamos tan nerviosos que ni nos hemos dado cuenta!».

El bebé ladrón

Aún recuerdo la cara de sorpresa y susto que se nos quedó a todo el equipo de la sala de partos cuando una noche nos entró una paciente, embarazada de su segundo hijo, diciendo: «El bebé está saliendo, ¡de verdad!». Y al levantarle la falda para hacerle un tacto nos encontramos la carita del recién nacido cubierta por las medias de la madre, ¡parecía un ladrón de bancos! Cuando me acuerdo, no puedo parar de reír.

De parto con la mafia

No se me olvidará nunca el parto que hice a una pareja extranjera, que casi no hablaba inglés, pero que se hizo entender y dejó muy clara una cosa: querían que su hijo naciese con la música de la banda sonora original de la película *El Padrino* de fondo. Así pues, la pusimos a todo volumen, el padre iba haciendo de director de orquesta y la mamá iba empujando. Cuando salió el bebé, el papá dijo algo así como: «¡Bienvenido a este mundo, padrino!». Al día siguiente cuando les fui a ver a la habitación me regalaron el CD con la música de la película, que aún conservo con mucho cariño. Cada vez que lo escucho, me acuerdo de esa peculiar familia.

Al rescate de papá

Los futuros papás nos han otorgado un montón de situaciones graciosas a todos los que trabajamos en la sala de partos. Con los nervios del momento, la sensación de no saber qué hacer para ayudar a su pareja y las ganas que tienen de ver a su bebé, les suceden cosas de lo más cómicas. Una de las que se lleva la palma es la que le ocurrió a una amiga mía una noche de guardia: tenía dos pacientes de parto, entró en la sala de partos de la que iba a parir primero y, cuando el bebé salió, de repente se oye: ¡pataplám! El papá se había desmayado de la emoción, con la mala suerte de que se hizo una pequeña brecha en la cabeza. ¿Solución? Llamada al traumatólogo de guardia, que entró en la sala de partos y, mientras mi amiga acababa de revisar a la madre y darle algún punto de sutura, el papá permanecía tumbado en una camilla de al lado, con el traumatólogo suturándole la brecha de la frente. Pues bien, quedaba un segundo parto por atender esa noche, ¿y qué ocurrió? Sale el bebé y de repente otra vez: ¡pataplám! Papá al suelo y brecha en la frente. Cuando llamaron al traumatólogo para explicárselo, no se lo podía creer. Pero sí, tuvo que bajar y se repitió la imagen: mamá en la cama de partos atendida por el equipo de ginecología, papá en camilla atendido por el traumatólogo.

La emoción de mi madre

Esta historia que os voy a contar ocurrió en mi primer parto. Cuando eres ginecóloga y vas a parir a la clínica en la que trabajas, lo que ocurre es que el momento de tu parto es de todo menos íntimo. Yo me encontraba genial y por eso me hacía ilusión que muchos de mis compañeros estuviesen en la sala de partos para ver el nacimiento de Nicolás. Asimismo, me hizo ilusión que estuviese mi madre. Y todo salió perfecto. Nació mi bebé, yo lloré mucho de la alegría y gran parte de los presentes en la sala también. Fue un momento precioso. De reojo, vi a mi madre llorando y pensé que nunca la había visto tan emocionada. Al llegar a la habitación, le pregunté: «Mamá, te has emocionado mucho, ¿verdad?». Y cuál fue mi sorpresa cuando me contesta: «Ay, gordita (así me llama ella de forma cariñosa), yo estaba súper preocupada y lloraba porque pensaba que a Nicolás le pasaba algo, ¡ha salido de color azul! ¡Y os veía a todos tan contentos que no entendía nada!». Así que me tocó contarle a ella, que ha tenido tres hijos, que es normal que los bebés salgan de un tono azulado y que, poco a poco, conforme lloran y llenan sus pulmones de aire, se van poniendo más rosaditos. Además, añadí: «A ver, mamá, ¿tú en serio pensabas que a Nico le pasaba algo? ¡Pero si en la sala de partos había unos seis ginecólogos, dos pediatras, dos anestesistas y dos comadronas como mínimo. Si algo hubiera ido mal, ¡nos habrías visto cara de agobio a alguno de nosotros!».

Como si el bebé tuviese un botón de «Off»

La última anécdota que quiero compartir ocurrió la primera noche de vida de mi tercer bebé. Las que me seguís en redes sabéis que este tercero llegó a nuestras vidas casi siete y nueve años después de sus hermanos mayores, y que su papá es mi actual marido, así que él se estrenaba en esto de la paternidad y a mí lo de los recién nacidos me quedaba ya muy lejos.

Pues bien, Santi nació a las 00:01h de la noche, después de todo un día entero de parto, así que cuando por fin subimos a la habitación y nos quedamos los tres solos estábamos agotados, entre las emociones vividas y lo largo que había sido el día sólo pensábamos en dormir un poco. Mi marido y yo nos pusimos el pijama, nos lavamos los dientes y él me mira y me dice: «Apago la luz y buenas noches, mi amor, ¡necesitamos descansar!» Mira al bebé y le dice: «Buenas noches Santi, pórtate bien». Y ¿qué ocurrió? Fue apagar la luz y el bebé ponerse a llorar desconsoladamente. Me acuerdo como si fuese hoy de la cara de mi marido cuando encendí la luz, en plan: «pero ¿los bebés no duermen por la noche?». Y yo venga a reír, se me había olvidado comentarle que no, que los bebés no tienen un botón de OFF y que lo más normal es que lloren con frecuencia!

La risa es una de las mejores medicinas que existen.

9

ASÍ ES
LA RECTA FINAL
DEL EMBARAZO

*El famoso síndrome del nido,
la canastilla y las últimas emociones*

eguro que has oído la expresión «síndrome del nido» muchísimas veces desde que estás embarazada. Y es posible que aún no te haya llegado el momento, pero como es algo que, tarde o temprano, te sucederá, va a irte muy bien saber de qué se trata.

La definición más técnica de «síndrome del nido» sería algo así: «cambio de conducta que se produce en la mujer embarazada, normalmente en el último trimestre, consistente en incrementar de forma exagerada el tiempo que dedica al orden y limpieza del hogar. Dicha conducta, generalmente, se centra en ordenar y lavar la ropa del bebé y sentir la necesidad de limpiar a fondo diferentes estancias de la casa. Parece ser que esta actitud ayuda a calmar la ansiedad que le pueda estar generando la llegada del bebé y le aporta sensación de control de la situación».

En resumen, poco antes de la llegada de tu bebé, experimentarás una especie de chute de energía que te hará querer cambiar la disposición de todos los muebles de tu casa, ordenar el altillo que hacía más de un año que no habías tocado o pintar los techos de las habitaciones.

¿Y cómo afrontar esta época extraña y a la vez ilusionante sin volverte loca? Toma nota.

- Acéptalo. Si sientes esa «llamada», de nada sirve ignorarla. Es mucho mejor asumir que te ha llegado el momento «síndrome del nido» e intentar gestionarlo lo mejor posible. Pasar de él tan sólo te generará aún más ansiedad. Ahora bien, tampoco hace falta que lo magnifiques. Una vez hayas aceptado esa extraña manía de orden, limpieza y de querer tenerlo todo bajo control, intenta respirar hondo, sentarte y pararte a pensar: «¿Realmente es necesario pintar la cocina estando embarazada de ocho meses si hace menos de dos años que la renovaste?».

- Haz una lista. Apunta las cosas que consideras absolutamente prioritarias y repásala varias veces. Seguro que lo que te parecía de vital importancia el día que hiciste la lista ya no lo es tanto una vez que lo meditas y lo comentas con tu pareja. Además, con la memoria de pez típica de las embarazadas, tener las cosas anotadas te aportará tranquilidad y te transmitirá la sensación de tenerlo todo más o menos controlado. Después, cuando hayas hecho la lista definitiva de tus tareas básicas antes del nacimiento del bebé, organízate de forma lógica. Haz un par de tareas por semana, por ejemplo. Y sigue el siguiente consejo: las tareas más pesadas primero, y deja las más fáciles y que menos estrés generan para las últimas semanas del embarazo, que es cuando estarás más cansada y nerviosa.

- Ojo con las mudanzas. Si tienes pensado mudarte o hacer obras en casa, algo muy habitual entre las embarazadas (y todo un fenómeno a estudiar) te aconsejo que no lo dejes para el último trimestre. Y esto te lo digo con conocimiento de causa: sí, me mudé embarazada de 33 semanas, con un bebé de casi dos añitos, en pleno mes de agosto, ¡y con el diagnóstico de placenta previa! Y no, no fue una buena idea. Aún me acuerdo del calor que pasé, de lo agotador que fue deshacer cajas y de la sensación de agobio que me invadió un día con toda la casa patas arriba, tanto que únicamente me preocupaba que no se le ocurriese al bebé llegar en ese momento, ¡porque no sabía ni dónde tenía su ropita! En cualquier caso, con este consejo no sólo quiero ahorrarte una estresante experiencia sino también hacerte ver que no es buena idea ponerte a cargar cajas o mover muebles en el tercer trimestre del embarazo.

Los preparativos, cada uno en su momento
Disfruta el embarazo sin quemar etapas antes de tiempo

La ropita del bebé, el cochecito, la cuna, el moisés... No hace ninguna falta tenerlo todo comprado y preparado a los cuatro meses de embarazo, ¡de verdad! Y es que, con la habitación del bebé a punto desde las 20 semanas, lo único que conseguirás es querer que el embarazo avance rápido, pero, en cambio, se te hará eterno.

○ Primer trimestre: céntrate en ti, en creerte que estás embarazada, en asumir la nueva situación.
○ Segundo trimestre: es el momento de empezar a investigar qué es lo que realmente necesitas para el bebé.
○ Tercer trimestre: ya puedes comprar y encargar las cositas para tu bebé.

También hay un motivo más médico para aconsejarte que te esperes un poco a tener las cositas del bebé. Antes de las 25 semanas de embarazo, si este se complica, desgraciadamente el bebé no tiene casi posibilidades de sobrevivir. Y hasta las 32 semanas más o menos, si por casualidad el parto se adelanta, el bebé estará en la incubadora bastante tiempo, así que no necesitará casi ningún complemento de los que hayas comprado.

Puedes empezar a organizar las cosas del bebé a partir de la semana 32 y llegar al parto con todo más que organizado.

Consejo

Para la ropa del bebé, mejor esperar a la ecografía de crecimiento de las 32-34 semanas para tener una idea aproximada de si será gordito o no al nacer, y así intentar acertar con las tallas.

CUIDADO CON EL TEMA DEL ORDEN Y LA LIMPIEZA

No es buena idea que te subas a una escalera para limpiar por encima de los armarios estando embarazada de 37 semanas. Es muy fácil que pierdas el equilibrio y puedas caerte, algo que no conviene nada a estas alturas del embarazo. Ahora bien, si te relaja ordenar la cómoda de la ropa del bebé varias veces al día, adelante, ahí no hay ningún peligro.

Tampoco es el momento ideal para ponerte a pasar la aspiradora debajo de los sofás o a limpiar el horno a fondo. Y no hace falta que te pases el día poniendo lavadoras. Con la barriga enorme, no estarás como para pasarte mucho rato con los brazos estirados tendiendo la ropa lavada ni para planchar después.

En definitiva, durante estas últimas semanas del embarazo, puedes dedicarte a limpiar y ordenar, claro que sí, pero siempre con moderación. Para lograrlo, dos estrategias. Una: relájate, si la casa no está absolutamente impoluta no pasa nada. Y dos: aprende a delegar. Coméntale a tu pareja lo agobiada que te tiene el hecho de que hace más de un mes que nadie pasa la aspiradora por debajo de los sofás... ¡Seguro que por alegrarte el día se pone manos a la obra! Es importante repartir las tareas: tú cocinas, por ejemplo, y él se encarga de tender y planchar.

Recuerda

La sensación de querer ordenar, limpiar y tenerlo todo bajo control es de lo más natural en el embarazo. Para que no se te vaya de las manos, prioriza tus tareas, hazte listas de lo que tienes pendiente ¡y aprende a delegar!

Todo lo que necesitas para preparar la canastilla

El momento de la canastilla puede ser emocionante y divertido, pero también algo estresante. Lo que es seguro es que es típico de las embarazadas. Cuando estás a punto de dar a luz es un planazo, pero te parecía un auténtico rollo cuando la preparaba tu prima hace seis años o cuando acompañaste a tu hermana a comprar las compresas para el postparto. A ti también va a pasarte, tenlo por seguro. Te morirás de ganas de preparar la bolsa para ir al hospital y de tener tu casa inundada de gadgets que hasta hace bien poco no tenías ni idea de cómo se llamaban. La verdad es que, al ver la ropa de recién nacido, a todas se nos despierta un sentimiento de ternura que nos hace querer tener más y más complementos, mantas, arrullos y cualquier tipo de artilugio que nos cuenten que es ideal e imprescindible para nuestro bebé.

Un hecho curioso que irás descubriendo cuando empieces a preparar la canastilla es la cantidad de palabras rarísimas que se utilizan al hablar de la ropa del bebé y de todos los complementos que necesita. La primera vez que las oigas es posible que notes una gota de sudor frío bajándote por la sien y te preguntes: «¿Voy a ser capaz de meterme en este "mundo bebé"?», pero tranquila, dura muy poco y enseguida acabarás utilizando las palabras arrullo, moisés, ranita, pelele o patucos con una soltura y naturalidad que ni imaginabas la primera vez que las escuchaste. ¿Sabes qué? Yo creo que ponen nombres tan raros para impresionar un poco a las mamás primerizas, y obligarlas a aprender el léxico como una especie de rito iniciático antes de ser admitidas en el club de las madres expertas. Pero tú no te agobies, recuerda sobre todo que lo básico es ser una *slow mum* que disfruta de cada uno de los momentos de su embarazo.

Pues bien, para que no te vuelvas loca comprando y para que no te olvides de algo muy básico, voy a intentar explicarte cómo es la canastilla perfecta, aquella que contiene realmente todo lo necesario para sobrevivir a los días de hospital con tu bebé recién nacido.

DOS BOLSAS: LA DEL BEBÉ Y LA TUYA

- **La bolsa del bebé:** suele ser de tela y no muy grande. Seguro que encuentras una la mar de mona, con el neceser y el cambiador a conjunto. La tendrás preparada bastante antes que la tuya, en la habitación del bebé, y la harás y desharás unas veinte veces antes del día del parto. ¡Eso nos pasa a todas!
- **Tu bolsa:** puede ser como tú quieras, aunque lo más práctico es una maleta de fin de semana, con ruedcitas. No la acabarás de tener preparada hasta el mismo día del parto, ¡seguro! Que si el neceser, el cargador del móvil, ahora prefieres este pijama o has decidido que las zapatillas son mejores las que compraste a última hora por Internet. No pasa nada, pon lo básico con un poco de antelación y ya la cerrarás el día D.

¿Y qué poner dentro de cada una?

Canastilla o bolsa del bebé

- **Seis *bodies* de algodón de manga larga o seis camisas de batista.** Yo te aconsejo los *bodies*, pues con las camisas me da la sensación de que los bebés se destapan a la primera de cambio. Hay dos tipos de *bodies*, los que sirven de ropa interior, sin cuello (los que tienen botones por delante resultan mucho más prácticos) y los que son con cuello mono, para que se vea asomando por el jersey (los que sustituyen a las camisas).

- **Cuatro jerséis de perlé y cuatro ranitas** (una especie de pantalón cortito que cubre el pañal). Si el bebé nace en invierno, sustituye las ranitas por polainas, que son como unos pantalones largos con pies.
- **Cuatro pijamitas de algodón.** Mejor si son de manga larga y piernas cubiertas, tanto si nace en verano como en invierno. Si nace en invierno, bastará con añadir un *body* de manga larga debajo del pijama. Se aconseja cada noche cambiar al recién nacido y ponerle el pijama para que empiece a entender que existe el día y la noche y lograr así que duerma mejor.
- **Un par de arrullos.** Son una especie de mantitas para cuando tienes al bebé en brazos, para envolverlo y abrazarlo. Si el bebé nace en verano también son súper buena opción las muselinas, que vienen a ser como un pareo pequeño de algodón muy finito y fresquito, y que cumplen la misma función que el arrullo.
- **Tres o cuatro pañuelos para las babas del bebé.** Se trata de una tela fina de lino o algodón que te pones en el hombro cuando el bebé ha acabado de comer y ha de hacer el famosísimo eructo. Y es que ese eructo suele ir acompañado de un poquito de leche y, si no quieres acabar con toda tu ropa manchada, estos pañuelos son una buena solución.
- **Seis baberos.** Los vas a necesitar si no quieres que el bebé acabe manchado después de cada toma.

- **Un dudú.** Es decir, un muñequito de peluche-trapo suavecito, que le pones en la cuna al bebé para dormir y que es muy gustoso al tacto.
- **Un gorrito de algodón y unas manoplas.** El gorrito, como mucho, se lo pondrás el primer día, pero llévate uno por si acaso. Las manoplas son para que no se arañe la carita con las uñas.
- **Cuatro pares de calcetines o de patucos.** Para ser sincera, son mucho más prácticos los calcetines. Los patucos se caen con sólo mirarlos, da igual cómo los ates, el modelo que compres o que te los haya hecho tu abuela, se le caerán seguro. Para las fotos y para presentar al bebé en sociedad quedan monísimos, pero prácticos, lo que se dice prácticos, no son.
- **Pañales.** En esto sí que soy fiel a una marca, a un clásico dónde los haya, a los Dodot. Los he probado todos y para mí son los mejores, los que menos les irritan y los que más aguantan. Ahora bien, conforme el bebé vaya creciendo te recomiendo que explores la opción de los pañales de tela: reutilizables, ecológicos, sin agentes químicos que les puedan irritar la piel. Han sido todo un descubrimiento con mi tercer hijo.
- **Productos de aseo del bebé.** Cremita para el culete, colonia, toallitas, crema para el cuerpo y un peine.

La anécdota: ¡Mis hijos tienen aún su primer dudú!
El de Nicolás se llama *Erizo* y está ya de lo más maltrecho, con tiritas en las patitas, medio calvo y algo deformado, pero sigue durmiendo con él cada noche. Inés no le tiene tanto apego, pero también lo conserva. ¿Y Santi? Santi va por libre y se cree adolescente con sólo dos añitos, pero su dudú de nacimiento sigue ahí en su camita. Es tierno ver cómo Nicolás quiere a *Erizo*, cómo lo busca cada noche para dormir, lo toca, lo acaricia y se relaja.

- **Un chupete, por si acaso.** Si le vas a dar el pecho lo ideal es que no coja el chupete, pero en momentos de desesperación nunca se sabe. Así que, por si acaso, y con lo poco que ocupa, mejor mete uno en la bolsa.
- **Un cambiador plegable y plastificado por dentro.** Como al principio cuesta un poco pillar el truco al cambio de pañal, es posible sufrir algún escape de orina, por eso, un cambiador de este estilo resulta de lo más práctico.

Bolsa para ti, la mamá

- **Tres o cuatro camisones cómodos.** Mejor si llevan botones en los tirantes o en el escote delantero, para poder dar el pecho de forma práctica. Si prefieres un pijama, ningún problema. Sólo ten en cuenta que se pueda desabrochar de forma fácil para la lactancia.
- **Una bata.**
- **Zapatillas.**
- **Sostenes de algodón,** especiales de lactancia, idealmente sin aros.
- **Braguitas de algodón** que sujeten bien.
- **Discos de lactancia y parches de hidrogel** para calmar las molestias de los pezones si vas a dar el pecho.
- **Crema hidratante** con efecto reafirmante, para aplicártela en la barriga y en el pecho.
- **Neceser** con todos tus productos de aseo personal.
- **Neceser con algo de maquillaje.** Por la mañana verás cómo un poco de corrector de ojeras, color en las mejillas, rímel y algo de brillo en los labios te ayudarán a disimular en un plis plas la noche toledana que te ha dado el bebé.
- **Suplemento vitamínico.** El que has estado tomando durante el embarazo, pues durante el postparto deberás seguir con él.
- **Jabón especial** para lavar la zona de los puntos, que contenga caléndula y aloe vera. Lo deberías usar un par de veces al día durante los primeros quince días.
- **Ropa cómoda** para el día que vuelvas a casa.

- **Compresas de algodón hipoalergénicas,** especiales del postparto. Las venden en las farmacias y sí, aunque no son lo más cómodo del mundo, al menos los primeros quince días son las que deberás llevar.
- **Música.** Hazte *playlists* para tu reproductor de música portátil. Ponte canciones relajantes para esos momentos en que necesitarás respirar hondo y asumir todo lo que ha ocurrido en tan poco tiempo.

Para el bebé	Para ti
6 bodies	4 camisones o pijamas
4 jerséis perlé y 4 ranitas o polainas	Sostenes de lactancia
4 pijamas	Braguitas de algodón
6 baberos	Neceser con productos de aseo
1 gorrito y manoplas	Neceser de maquillaje
Pañales	1 bata
Cremita para el cambio de pañal	Zapatillas
Toallitas húmedas	Compresas de algodón
2 arrullos o muselinas	Jabón para lavar los puntos
4 calcetines o patucos	Vitaminas
1 dudú	Discos de lactancia , parches de hidrogel
1 chupete	Crema hidratante-reafirmante
4 pañuelos para las babas	Música
1 cambiador plegable	Ropa cómoda para volver a casa
1 peine	
Colonia y crema para el cuerpo	

El último mes del embarazo suele implicar cambios tanto a nivel físico como emocional. Se acerca el Día D y se mezclan las ganas de conocer a tu bebé con la incertidumbre de cómo discurrirá el día del parto. Sientes que aún te quedan muchas cosas por organizar y preparar, te invaden muchas preguntas, nervios y miedos, pero a la vez estás como en un estado de euforia permanente. Es absolutamente normal este cóctel de emociones, ¡intenta vivirlo de una manera agradable y feliz!

Basándome tanto en mi experiencia personal como en lo que he ido aprendiendo de mis pacientes estos años, voy a intentar darte algunos consejos para estas últimas semanas de embarazo.

TRUCOS PARA SOBREVIVIR A LA RECTA FINAL

- Mientras no salgas de cuentas, tú tranquila. Este es un truco muy básico, pero que, a menudo, las primerizas olvidan. Tú piensa que hasta que no cumplas la semana 40 de embarazo, lo normal es no ponerse de parto. Si desde la semana 36 te vas a dormir cada noche pensando: «¿Será hoy el día?», el final del embarazo se te hará absolutamente interminable.
- Más calma que nunca. Pon en práctica el concepto *slow mum* a tope. No te pongas nerviosa ni anticipes y disfruta de las semanas que te quedan. Si estás de baja y tienes más tiempo para ti, aprovecha para hacer algo de yoga o de meditación. Respira, vive tu embarazo, ¡que se está acabando!
- ¡Hazte fotos! Las fotografías de cuando estás con barriga luego son un recuerdo precioso, y hoy en día que sólo hacemos fotos con el móvil, si no piensas en ello es probable que acabes el embarazo sin una buena foto de tu barriga.

- Mímate. Ve a la peluquería, a depilarte, pide hora para una manicura, hazte un masaje relajante... El tratamiento de belleza que te apetezca te sentará de maravilla.
- ¿Aún trabajando? Es normal que a partir de la semana 36-37 el ir a trabajar se te haga bastante cuesta arriba. Coméntalo con tu ginecólogo, quien probablemente te hará un informe para que lleves al médico de cabecera y te tramite la baja laboral. Estas tres semanitas en casa, con tiempo para ti misma, son geniales para disfrutar de días libres sin estrés, haciendo recados y preparando las cosas del bebé.
- Recarga pilas. Aprovecha para descansar y dormir bastante. ¡La siesta no la perdones!
- Muévete un poco. Practica algo de deporte ya que, a pesar de que es probable que estés incómoda en tu cuerpo, cuanto más te muevas, mejor te vas a encontrar. Es importante llegar al día del parto en buena forma, no después de un mes de inactividad.
- Masaje perineal. A partir de la semana 34, es bueno empezar con el masaje perineal, un masaje en la zona de la entrada de la vagina con un aceite hidratante para garantizar la elasticidad del tejido perineal de cara al momento del parto. Yo te aconsejo que lo hagas con aceite de almendras dulces o con aceite de rosa de mosqueta, un par de minutos por la mañana y luego repetirlo por la noche.
- Fuera dudas. Aprovecha las últimas visitas al ginecólogo para comentarle todas tus dudas de cara al día del parto y para repasar bien cuáles son los síntomas de inicio del trabajo de parto.
- Sigue atenta. Si tu embarazo ha transcurrido sin incidencias, es poco probable que notes síntomas extraños antes del día del parto, pero si experimentas un cambio brusco en el patrón de movimientos de tu bebé, tienes fiebre por encima de 38 °C o notas una pérdida de sangre o líquido, deberías consultar al servicio de Urgencias.

Hacia el final del embarazo podrás notar algunos síntomas diferentes, algunos cambios en tu cuerpo. Como les digo a mis pacientes siempre, el 99 % de las cosas que notes en las últimas semanas del embarazo serán normales seguro, pero, por si acaso, aquí te desgloso los síntomas más frecuentes:

- *Insomnio.* Es bastante probable que a las cinco de la mañana tengas los ojos como platos y luego te cueste volver a conciliar el sueño. Si estás de baja, aprovecha para quedarte un rato más en la cama por la mañana. Y, si has pasado una mala noche, haz la siesta. Los preparados que contengan melatonina, pasiflora o valeriana seguro que te ayudan.

- *Contracciones molestas.* Es normal que las notes por la noche, son las famosas contracciones de Braxton Hicks. Experimentarás un dolor similar al de la regla acompañado de tensión en la barriga. Pueden ocurrir a diario y doler un poco, pero son tolerables. Las de parto son muy dolorosas y rítmicas, las sabrás diferenciar, ¡no te preocupes!

- *Hemorroides.* Algo bastante habitual en estas últimas semanas del embarazo. Son un reflejo de la mala circulación venosa en la zona pélvica. Si te aparecen, piensa que, al cabo de una semana de haber dado a luz, empezarán a mejorar. Mientras tanto, para evitar que vayan a más, utiliza una crema que te recomiende tu médico, bebe mucha agua, haz una dieta rica en fibra y practica algo de ejercicio físico para garantizar un buen ritmo intestinal.

- *Movimientos del bebé.* Se pueden volver más bruscos, intensos y molestos. Es normal, asimismo, que notes que son menos frecuentes, conforme progresa el embarazo el bebé va teniendo cada vez más ratos de sueño, por eso está más quieto.

- *Acidez y reflujo.* También pueden aparecer por primera vez en las últimas semanas del embarazo, que es cuando el útero gestante más presión está ejerciendo sobre el estómago y el esófago. Para intentar prevenir esta molesta sensación de ardor, no hagas cenas muy copiosas, evita tumbarte justo después de las comidas y pregunta a tu ginecólogo si te aconseja la toma de algún antiácido.

- *Cambios bruscos de humor.* El Día D se está acercando y, aunque quizás no lo sepas identificar, estás nerviosa.
- *Otros síntomas habituales.* Tendrás hinchazón en las piernas, sensación de tener que ir a hacer pipí cada dos por tres, aumento del flujo vaginal, aparición de estrías en el abdomen o el pecho (no te olvides de seguir hidratándote muy bien cada vez que salgas de la ducha).

Es el momento de saber qué es el plan de parto

El plan de parto es un documento que contiene información sobre cómo transcurre el momento del parto. Ofrece una serie de opciones a la futura mamá sobre sus preferencias de cara al día del parto. Es decir, al rellenar el plan de parto, la mujer puede dejar por escrito cómo le gustaría que fuese el momento de dar a luz.

Es un documento elaborado por profesionales de la obstetricia que, tras muchos años de experiencias vividas en sala de partos y tras haber escuchado las preferencias de las mujeres a la hora de dar a luz, surge con la idea de personalizar más el parto, de quitarle esa medicalización excesiva que, en ocasiones, puede llegar a tener, haciendo partícipe a la futura madre en la toma de decisiones. La obstetricia del siglo XXI está en la línea de lograr un parto humanizado en un ambiente de seguridad para la paciente: los profesionales de la salud implicados en el acompañamiento de la mujer el día del parto no queremos desandar el camino recorrido, pero somos conscientes de que es posible lograr resultados de excelencia en lo que a la seguridad de nuestros dos pacientes se refiere (madre e hijo), ofreciendo una experiencia mucho más humanizada y menos medicalizada de lo que se hacía años atrás, cuando se inició la obstetricia moderna.

¿Y dónde se puede obtener un plan de parto? El Ministerio de Sanidad dispone de un plan de parto que puedes descargarte fácilmente por Internet, pero hay otras opciones: si vas a clases preparto es muy probable que allí te faciliten uno y, si no, siempre le podrás preguntar a tu ginecólogo si en el centro en el que sigues los controles y darás a luz disponen de uno (si lo tienen, lo habitual es entregarlo a las pacientes durante el tercer trimestre del embarazo).

Pero ¿es obligatorio tener un plan de parto? Pues no, ni mucho menos. Se puede parir perfectamente sin haberlo rellenado. Hasta hace unos años ninguna futura mamá lo tenía y es ahora que se ha puesto muy de moda. Como en todo, quizás hemos pasado del blanco al negro sin pararnos en el gris. En este tema, la decisión es personal: si el leer mucho sobre el Día D, sobre las diferentes opciones que hay, y las palabrejas técnicas van a ponerte más nerviosa que otra cosa, no te preocupes, no hace falta que lo rellenes, eso no va a implicar que no puedas disfrutar de tu parto. Ahora bien, si eres de las que prefiere conocer con la mayor precisión posible cómo va a desarrollarse el momento del parto, ¡este es tu documento!

LA INFORMACIÓN QUE CONTIENE UN PLAN DE PARTO:

- Ofrece la posibilidad de plasmar por quién quieres estar acompañada el día de tu parto.
- Hay un apartado para que comentes si quieres beber o ingerir algún alimento suave durante la dilatación (si llevas anestesia, esta decisión habrá que consensuarla con el anestesista).
- Te brinda la opción de explicar qué tipo de analgesia (mecanismo para calmar el dolor) prefieres el día del parto: métodos naturales, analgesia epidural, *walking epidural*...
- Verás también una serie de puntos que hacen referencia a la posición en la que te gustaría parir y si crees que vas a querer

algún tipo de material de apoyo (espejo, pelota para la dilatación, silla de parto vertical, mesa de partos articulada...).

- Podrás decir si quieres cortar el cordón umbilical del bebé tras el nacimiento (tú o tu pareja), si prefieres un pinzamiento tardío del mismo o si quieres que se recoja la sangre del cordón para su donación al banco de sangre o para disponibilidad particular.

- Tendrás la opción de rellenar un apartado para decir si quieres dar lactancia materna o artificial a tu bebé, y si quieres tener un contacto piel con piel con tu hijo tras el nacimiento (algo altamente recomendable y que, por defecto, se lleva a cabo en la gran mayoría de maternidades hoy en día).

- Y, por último, la gran mayoría de documentos de plan de parto contienen un último punto para que digas si preferirás irte de alta a casa de forma precoz (antes de las 24 horas) o bien crees que optarás por una alta estándar, a las 48 horas del parto.

Los diferentes planes de parto que existen y podrás encontrar en la Red pueden contener más información y opciones adicionales, pero es cierto que la mayoría deberían contener, como mínimo, los puntos que te he comentado.

Una vez que hayas leído y rellenado el documento, y lo hayas hablado con tu pareja, te aconsejo que lo comentes también con tu ginecólogo en la consulta, unos días o unas semanas antes del parto. Así, podrás resolver dudas que te hayan surgido al leerlo y también aclarar conceptos que pueden ser un poco más dudosos. Es decir, igual te haría ilusión parir en una silla de partos vertical, pero en la maternidad en la que vas a dar a luz no disponen de una. En la consulta es el mejor momento para aclararlo y así ir al parto sabiendo exactamente las posibilidades reales que tienes de solicitar tal o cual material de apoyo, por ejemplo.

¿Y a qué te compromete a ti tu plan de parto? Pues a nada, tranquila, se trata sólo de un documento orientativo, pues pueden surgir mil variaciones en el momento del parto, ya sea porque te cambia la perspectiva o bien porque surge alguna complicación que requiera variar el plan establecido. Has de tener clarísimo que el principal objetivo del equipo que va a atenderte el día que des a luz es este: que tú y tu bebé estéis sanos y en casa lo antes posible. Así pues, si por A o por B te aconsejan una maniobra que no tenías reflejada en el plan de parto, piensa que tienen sus motivos y lo hacen para que todo evolucione de la mejor manera posible. Y no has de sentirte mal contigo misma ni frustrada si tu intención era un parto natural sin anestesia y al final acabas solicitándola. De verdad, no lo olvides: el día del parto lo importante es disfrutar de ese momento mágico, no pasa nada si los planes cambian.

Por último, un consejo personal: sé responsable y consciente de cómo ha sido tu embarazo en el momento de rellenar el documento. Me explico, si tienes un embarazo gemelar y tienes una cirugía uterina anterior, has desarrollado una diabetes gestacional y te aconsejan una inducción del parto, o bien tienes más de 40 años y has tenido un embarazo de alto riesgo... sé consecuente con ello y completa el documento acorde a tus «limitaciones». Un parto de gemelos es aún más complejo que un parto único, por lo que quizás no es muy buena idea querer intentar un parto en la bañera, por ejemplo. En fin, que todas sabemos lo que nos ha costado nuestro embarazo, su evolución y, por tanto, en gran medida, qué podemos esperar del mismo.

En resumen

Léete un plan de parto, rellénalo si te apetece (siempre siendo consecuente con tu situación personal), coméntalo con tu pareja y luego con tu ginecólogo. Por último, si el día del parto todo sale tal cual tenías previsto, fantástico. Y, si no, pues también. Lo importante es que disfrutes del momento de dar a luz, uno de los más bonitos que vivirás en tu vida.

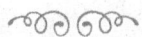

10

EL PARTO:
POR FIN HA LLEGADO
EL GRAN MOMENTO

*Prepárate para la cita
más importante de tu vida*

¿Qué es estar de parto?

La fecha probable de parto está a la vuelta de la esquina, ¡esa semana 40 que parecía que no iba a llegar nunca! Después de todos estos meses de embarazo, queda lo más importante, el momento que estabas esperando desde que viste el test de embarazo positivo: conocer a tu bebé.

Es probable que, a medida que se acerque el Día D, te entren mil dudas, una mezcla de miedo y felicidad, y otras sensaciones que no sabrás bien cómo digerir. ¿Cómo será dar al luz? ¿Cómo voy a gestionar el tema de las contracciones? ¿Qué reacción tendré al conocer a mi hijo? Y estas son sólo algunas de las preguntas que vas a hacerte, pues el parto es un tema que da para mucho. Es la guinda del pastel, es el final de una historia y el principio de otra nueva, mucho más longeva: ¡te vas a convertir en madre!

Pero antes de ser mamá, antes de que tu vida cambie para siempre, está el momento del parto, tan temido por las primerizas, pues suele generar muchos nervios y ansiedad. De entre todas las cuestiones, sin duda la que más preocupa es la siguiente: «¿Sabré identificar que estoy de parto y no quedar como una novata inexperta?». Yo lo tengo claro: si no te pones nerviosa, sigues tu instinto y te asesoras un poco, ¡estoy completamente segura de que sí!

¿QUÉ ES ESTAR DE PARTO?

La definición técnica que usamos los médicos sería algo así: «Paciente con contracciones regulares (con un mínimo de 3 contracciones cada 10 minutos), dilatación del cuello del útero de 3 centímetros o más y cuello del útero borrado más de un 50 %».

En la práctica, no siempre es fácil saberlo, pues no es lo mismo un primer que un segundo parto, porque cada una tiene el umbral del dolor en un punto diferente y porque los nervios del momento nos pueden jugar malas pasadas. ¿Mi consejo? Si crees que estás de parto, acude a Urgencias a que te valoren. Si no lo estás, ya te lo dirán. Estate tranquila porque volverás otro día. Parir, parirás, así que, si no aciertas a la primera, no pasa absolutamente te nada.

Señales de que el parto ha comenzado

- *Rotura de la bolsa de las aguas.* Suele ser muy evidente. Notarás que pierdes un líquido caliente de una forma que no puedes controlar y en una cantidad bastante abundante. Generalmente es un líquido transparente, aunque en ocasiones puede ser ligeramente rosado (pues va acompañado de un poco de sangre debida a los cambios que se están produciendo en el cuello del útero). En el caso de que sea un líquido claro y transparente, lo primero: ¡no te pongas nerviosa! El trabajo de parto está empezando, pero tienes tiempo de sobra para darte una ducha, revisar la canastilla por enésima vez, avisar a tu pareja si no está en casa e ir al hospital. Yo aconsejo a mis pacientes que no dejen pasar más de cuatro horas desde que rompen aguas hasta que van a la clínica, pero en ese rato da tiempo a hacer muchas cosas y organizar todo lo que aún estaba en el aire. Por tanto, recuerda: ¡con calma!

Si rompes aguas y eres portadora de estreptococo*

No dejes pasar muchas horas desde que te ocurre hasta que llegas al hospital. En tu caso: sin prisa pero sin pausa.

*Se sabe con una prueba que te habrá hecho tu médico en consulta hacia las 35-37 semanas.

- *Con contracciones.* Por raro que parezca, este tema te puede resultar más difícil de valorar porque: ¿cuánto han de doler? ¿Cómo sabrás que son las de verdad y no las famosísimas contracciones de Braxton Hicks? Pues aquí otra vez, tranquila: cuando llegan las «de verdad» se nota, ¡y se nota mucho! Son un dolor agudo, como entre un dolor de regla intenso y un retortijón fuerte, que se acompaña de barriga dura como una piedra. Otra característica de las contracciones de parto es que son regulares. Lo usual es que tengas contracciones dolorosas (y mucho) cada 3-4 minutos durante unas 2 horas. Una vez pasado ese tiempo en casa, puedes ir al hospital y es más que probable que llegues como toda una profesional, ¡directa a la sala de partos!

Así pues, lo más probable es que tu parto empiece con una de estas dos situaciones que te acabo de contar, sin embargo, hay otros motivos que al final del embarazo te deberían obligar a visitar Urgencias:

*Si estás de más de 36 semanas,
ve a Urgencias en estos casos*

- Si tienes pérdidas de sangre vía vaginal, en cantidad similar a una regla o incluso menores. Aunque puede ser que sean unas pérdidas debidas a las modificaciones del cuello del útero que se producen con las contracciones, es importante constatar que son sólo eso y que tanto tú como el bebé estáis bien.

- Si notas cambios sustanciales en el patrón de movimientos de tu bebé. Lo más probable es que todo esté estupendo y sean sólo los nervios del final, pero no cuesta nada acercarse al hospital y que comprueben que todo sigue bien.

Sal de dudas

Si crees que has roto aguas, ve a Urgencias. Te harán una prueba para diagnosticarlo que consiste en tomar una muestra del flujo vaginal y ver si en este hay presencia de líquido amniótico o no.

No es como en las películas

Cuando rompes aguas, en general, tardan un rato en aparecer las contracciones, así que te da perfectamente tiempo de organizarte antes de salir al hospital. Con un toque de humor te digo que Hollywood ha hecho mucho daño en este sentido, y cada vez que veo en una película a una embarazada rompiendo aguas y a todo el mundo a su alrededor empezando a correr como si el bebé ya tuviese la cabeza fuera me entran todos los males: ¡no os estreséis, que aún faltan unas horitas!

Si tu parto empieza con contracciones...

- Te darás cuenta. Puedes estar muy segura de que las notarás. De momento nadie ha parido durmiendo o tumbada en el sofá. Cuando tengas contracciones de parto, ¡las sabrás identificar! Se notan, son fuertes, son rítmicas y te obligan a focalizar toda tu atención en tu cuerpo.
- Intenta mantener la calma porque lo más normal es que las contracciones iniciales no sean las de verdad, es decir, no hace falta salir corriendo a la primera de cambio. Cuanto más rato estés en casa, más corto se te hará luego el trabajo de parto.

ℳuy bien, ahora estás de parto. Has sabido identificar los signos de alarma que te había explicado tu doctor en consulta (y que acabas de leer al principio de este capítulo) y, por fin, quien te ha atendido en Urgencias del hospital ha pronunciado las palabras mágicas: «Parece que sí, estás de parto, ¡tu bebé está en camino!». Tienes los nervios a flor de piel: tantas noches soñando con su carita, con ese momento de verlo por primera vez, con la sensación de tenerlo en brazos... y en unas horas, ¡ese sueño va a hacerse realidad!

De entrada, mentalízate, el parto es un proceso largo, muy largo. Creo que es importante que vayas cargada de paciencia y que intentes estar lo más relajada posible. Un primer parto dura de media unas 12 horas, y un segundo parto unas 8 horas. Además, ten en cuenta estos datos:

- Una mujer está de parto cuando tiene el cuello del útero borrado, a 3 centímetros de dilatación y con contracciones regulares y dolorosas cada 3 minutos aproximadamente.
- En general, la primera parte del parto, hasta que se alcanzan los 5 centímetros de dilatación, es mucho más lenta que la siguiente fase. Es decir, de los 5 a los 10 centímetros se suele dilatar mucho más rápido.
- Una vez estás en dilatación completa, hay que esperar a que la cabecita del bebé vaya bajando por tu pelvis y se vaya colocando en la posición adecuada para salir. Este proceso puede tardar unas 3-4 horas más.

¿CÓMO TRANSCURRE EL TRABAJO DE PARTO?

- Lo más habitual es que en la sala de dilatación estés acompañada en todo momento por tu pareja o la persona que tu elijas. Esto te ayudará a estar relajada y tranquila, algo muy importante ese día.

- El equipo que está en la sala de partos irá entrando en tu sala cada una o dos horas para ver cómo te encuentras, cómo va progresando la dilatación y si el bebé está tolerando bien el trabajo de parto.

- Es más que probable que, conforme progresa la dilatación, vayas tolerando peor el dolor y acabes solicitando anestesia epidural. No te has de sentir mal contigo misma si tu idea era intentar un parto natural y finalmente acabas con anestesia. ¡Lo importante es que disfrutes de ese momento único que es el nacimiento de tu bebé!

- Ya verás que el parto suele ser mucho menos medicalizado, estresante o traumático de lo que te hayas podido imaginar. ¿Lo primordial? Que confíes en el equipo que te está atendiendo y que nunca olvides que el objetivo de todos los profesionales que trabajamos en la sala de partos es que tengas un buen recuerdo del día de tu parto y, por supuesto, que tu bebé y tú estéis sanos y bien.

- El equipo que te atienda irá diciéndote si el bebé está tolerando bien el trabajo de parto y si es necesario hacer alguna prueba adicional para garantizar su bienestar.

- Puede ocurrir que en el transcurso del parto el ginecólogo te comunique que, por diferentes causas, lo más prudente es realizar un parto instrumentado o una cesárea (porque no estás dilatando, porque el bebé se está cansando, porque su cabecita no se está posicionando bien en la pelvis...). Si esto ocurre, no te preocupes más de la cuenta. No olvides que el objetivo de todo el personal es que tu bebé y tú no corráis ningún riesgo; a veces, para poder garantizarlo, es necesario realizar alguna intervención obstétrica, como una instrumentación o una cesárea.

Finalmente, quiero que te quedes con una idea, la más importante: el parto es un momento mágico en la vida de una mujer. Una no se convierte en madre cada día, es una sensación indescriptible, que marcará un antes y un después en tu vida. Aún me acuerdo, como si fuese hoy, cuando mi ginecóloga, en mi primer parto, me anunció: «Sofía, dentro de media hora serás mamá». Me puse a llorar de alegría y ya no paré hasta que tuve a mi hijo en brazos. ¡Impresionante! Oír su lloro por primera vez, verlo, cogerlo... fue algo alucinante, precioso. Todavía hoy cuando lo recuerdo se me vuelven a llenar los ojos de lágrimas. Por tanto, te aconsejo que no vayas al parto con miedo ni con desconfianza, intenta disfrutarlo tranquila y déjate asesorar por el equipo que te está atendiendo. No olvides que su finalidad primordial es lograr una mamá contenta con un bebé sano.

El parto vaginal instrumentado

Hablamos de parto instrumentado cuando para la salida del bebé vía vaginal es necesario que el ginecólogo utilice algún instrumento obstétrico, como la ventosa o el fórceps. Los motivos para hacer un parto instrumentado se pueden dividir en dos grandes grupos, cuando vienen marcados por el bebé, o cuando la indicación es más bien materna. Ninguna indicación, sin embargo, es absoluta: siempre hay que individualizar y tener en cuenta las circunstancias personales de cada caso.

Indicaciones fetales	Indicaciones maternas
• Riesgo de pérdida de bienestar fetal: diferentes factores están indicando que el bebé se está empezando a fatigar con las contracciones. • Dificultad de descenso y/o rotación por la pelvis materna: después de tres o cuatro horas en dilatación completa, el bebé no acaba de colocarse bien en la pelvis materna.	• Que la madre no pueda realizar pujos (miopía magna, patología médica acompañante que los contraindique). • Fatiga materna por parto prolongado, lo que conlleva que los pujos que realiza sean poco efectivos. • Necesidad de acortamiento del período de expulsivo por diferentes motivos: más de 3 horas en dilatación completa, pujos ineficaces...

Recuerda

Un parto instrumentado siempre se debe llevar a cabo por parte de un médico experimentado y en un ambiente quirúrgico adecuado, con una anestesia eficaz y tras haberle explicado a la paciente el motivo de la instrumentación.

¿Cuáles son los instrumentos
que se utilizan de forma habitual?

• Ventosa obstétrica: ventosa de silicona que se encaja en la cabeza fetal y mediante un sistema de vacío permite realizar una tracción y flexión de la misma. En general, su principal indicación es el acortamiento del período de expulsivo por pujos maternos ineficaces o bien por sospecha de pérdida del bienestar fetal. Otra indicación relativamente frecuente es

para ayudar en la salida del segundo gemelo en un parto gemelar. Generalmente no debe aplicarse en embarazos de menos
de 34 semanas ni en casos en los que hay que realizar una
rotación de la cabeza fetal.

- Fórceps: instrumento metálico con dos ramas articuladas que
permite realizar rotación, tracción y flexión de la cabeza fetal.
Es un instrumento que se utiliza cuando la cabecita del bebé
no está bien enfocada para salir o cuando está muy encajada
y no acaba de bajar bien por la pelvis. También se emplea
cuando hay sospecha de una pérdida del bienestar fetal y conviene acortar el período de expulsivo. Es un instrumento que
tiene muy mala fama entre todas las futuras mamás, pero bien
empleado, con una indicación clara, y estando en manos de un
ginecólogo experto, es seguro.

- Espátulas de Thierry: instrumento metálico que consiste en
dos espátulas o cucharas que no se articulan entre ellas y
cuyo principal objetivo es ampliar el canal del parto. Se utilizan cuando la cabecita del bebé está correctamente situada,
mirando hacia abajo, pero tiene dificultad para descender. Así
pues, sirven para ensanchar el canal del parto y nos permiten
realizar cierta tracción de la cabeza fetal, pero no son adecuadas cuando se necesita realizar algún movimiento de rotación.

Finalmente, te cuento algunas consideraciones generales ante
cualquier parto instrumentado:

- Es frecuente que el obstetra deba comprobar la posición exacta
de la cabeza del bebé en la pelvis mediante una ecografía, para
tener las mejores garantías de que se va a aplicar de forma
correcta la instrumentación.
- Los partos instrumentados suelen requerir episiotomía, si bien
es cierto que no se realiza hasta el último momento, para poder
hacerla lo más pequeña posible.
- Es mucho más frecuente la instrumentación en el primer parto
de una paciente que en los siguientes.

- La recuperación después del parto suele ser mucho más fácil de lo que puedas imaginarte. Lo normal es que necesites medicación para el dolor durante unos 5-7 días. Para curar los puntos de la episiotomía, va muy bien aplicar jabón con caléndula y aloe vera un par de veces al día durante quince días.
- Una vez transcurrida la cuarentena, en casos de partos instrumentados con fórceps o espátulas, lo ideal es realizar unas cuantas sesiones de fisioterapia del suelo pélvico.

La cesárea

Una cesárea es una intervención quirúrgica que se realiza para extraer al bebé por vía abdominal. Aunque es una intervención sencilla, que los ginecólogos estamos muy habituados a realizar, no está exenta de riesgos. Por tanto, las indicaciones de la misma deben de estar justificadas. Otro dato importante a tener en cuenta: a día de hoy en la gran mayoría de las maternidades de nuestro país se llevan a cabo cesáreas respetadas o humanizadas, en las que se promueve el mantenimiento del núcleo familiar todo el rato fomentando la presencia del padre en quirófano, se pone en marcha el contacto piel con piel del recién nacido con su madre y se intenta un inicio precoz de la lactancia materna.

La tasa de cesárea en España se encuentra alrededor del 25 %. Las tasas de cesárea de un hospital son siempre un buen indicador de su calidad asistencial en obstetricia, si bien es cierto que luego hay que tener en cuenta otros muchos factores, por ejemplo, la edad de las embarazadas (no es lo mismo atender a mujeres de más de 35 años que a pacientes más jóvenes) o el hecho de que el hospital sea un centro de referencia para embarazos y partos de riesgo (gemelares, prematuros...). En estos hospitales, lógicamente, las tasas de cesárea serán algo más elevadas.

- Hoy en día las cesáreas se realizan casi siempre bajo anestesia epidural o intradural, lo que quiere decir que la madre está totalmente consciente en el momento de la salida del bebé.

- Siempre que no sea una cesárea urgente o que se prevea muy complicada, se intenta dejar que el padre pase al quirófano para poder estar presente en el momento del nacimiento de su hijo. ¿El objetivo principal del equipo de Sala de Partos? Lograr que a pesar del estrés que puede suponer una cesárea, disfrutéis al máximo el momento del nacimiento de vuestro bebé.

- En general, una cesárea es una intervención rápida, que suele durar unos 30-45 minutos. La apertura de piel, tejido subcutáneo, musculatura abdominal, peritoneo (que es como una tela que protege todo el contenido abdominal) y útero se lleva a cabo de forma rápida, con lo que desde que empieza la intervención hasta que sale el bebé pueden pasar unos cinco minutos o menos (en casos urgentes, en menos de un minuto se puede llegar a sacar al bebé). Ahora bien, luego hay que coser y «volverlo a dejar todo en su sitio», y esta es la parte de la cesárea que puede ser un poco más larga.

- Durante las primeras 6-8 horas después de una cesárea no se autoriza a la paciente que beba o coma. Pasadas estas primeras horas, se va introduciendo una dieta progresiva.

- Las primeras 12-24 horas postcesárea son las más incómodas, en las que más dolor puede notar la paciente. Por eso suele ser habitual mantener la medicación endovenosa durante un día como mínimo.

- Como las primeras 24 horas después de la intervención son las que la paciente se nota más dolorida y cansada, es mejor que reciba pocas visitas y esté tranquila. El segundo día después de la intervención, cuando ya se pueda levantar y duchar, se encontrará mucho mejor y preparada para que la vengan a ver.

- Pasados 7-10 días de la intervención, la recuperación es casi total. Sólo producen dolor los cambios de postura y con analgésicos vía oral se nota una franca mejoría.

- El tiempo ideal que se aconseja esperar de cara a buscar otro embarazo es de 9 meses mínimo desde la fecha de la cesárea.
- El hecho de tener una cesárea no implica que el siguiente parto vaya a ser seguro una cesárea. Si tienes dos cesáreas, entonces sí que se recomienda cesárea en los siguientes partos.

¿EXISTEN DIFERENTES TIPOS DE CESÁREA?

Lo cierto es que para nosotros, los ginecólogos, sí (aunque la técnica quirúrgica sea la misma en todos los casos). Me explico. En el ámbito médico hablamos básicamente de tres tipos de cesárea:

Electiva: es una cesárea programada, que se llevará a cabo porque hay alguna circunstancia materna o fetal que desaconseja el parto vía vaginal. Es decir, la madre no se va a poner de parto y acudirá un día al hospital para que le realicen una cesárea.	**De recurso:** cesárea que se realiza durante el trabajo de parto, generalmente por una no evolución del mismo o por sospecha de que el bebé no será capaz de pasar por el canal del parto. No existe riesgo inminente ni para la madre ni para el bebé.	**Urgente:** se realiza en el transcurso del trabajo de parto porque aparece un factor de riesgo elevado para la madre o el bebé.

¿CUÁLES SON LAS INDICACIONES PARA LLEVAR A CABO UNA CESÁREA?

- Cesárea electiva:
  - Presentación transversa o de nalgas del bebé: como primera opción se debe ofrecer una versión cefálica externa (maniobra que consiste en intentar girar al bebé mediante movimientos a través del abdomen materno para lograr que se coloque con la cabecita hacia abajo y así posibilitar un parto vaginal). En

caso de que no funcione, que exista alguna contraindicación para dicha maniobra o que la paciente no quiera, entonces se llevará a cabo una cesárea alrededor de la semana 39.

- Placenta previa: es indicación absoluta de cesárea, hacia las 37 semanas de embarazo.
- Dos o más cesáreas anteriores.
- Sospecha de peso fetal por encima de 4.500 gramos.
- Cirugías uterinas anteriores con cicatrices evidentes en el útero (miomectomías, por ejemplo).
- Infecciones maternas como herpes genital, condilomatosis, HIV.
- Embarazos gemelares con el primer feto en posición de nalgas o transversa.
- Cuando hay que finalizar el embarazo por patología materna o fetal lejos de la fecha prevista de parto (por ejemplo: si por debajo de las 32 semanas el bebé no está creciendo bien intraútero y existe indicación de finalizar el embarazo).
- Algunas enfermedades maternas que contraindiquen el parto vía vaginal.
- En el caso de que la madre solicite expresamente una cesárea, una vez haya estado informada de los riesgos que esta conlleva.

- Cesárea de recurso:
  - Parto estacionado: cuando con contracciones regulares de parto, la paciente pasa más de tres horas sin modificar sus condiciones de dilatación.
  - Fracaso de inducción: cuando tras iniciar una inducción del parto no se logra establecer el trabajo de parto de forma efectiva.
  - Pacientes que tenían una cesárea programada, pero que se ponen de parto antes de esa fecha.
  - Sospecha de desproporción pelvifetal: cuando tras dos o tres horas en dilatación completa la cabeza del bebé no baja lo suficiente a través del canal del parto.

- Cesárea urgente:
  - Sospecha de que el bebé está sufriendo intraútero y que no va a poder aguantar las horas que aún quedan de trabajo de parto.
  - Sangrado vaginal importante (sospecha de desprendimiento de placenta).
  - Prolapso de cordón umbilical: el cordón «se cuela» por delante de la cabeza del bebé y se puede ver comprometido el aporte de sangre al bebé.

La anestesia el día del parto

Si bien el parto es un proceso fisiológico que se podría llevar a cabo sin necesidad de anestesia u otras técnicas para mitigar el dolor, hoy en día son muchas las mujeres que solicitan anestesia mientras están en el trabajo de parto. El porqué es bastante obvio: el parto duele, sí, duele mucho. Es un dolor fuerte, pero tolerable, que además va aumentando en intensidad conforme progresa la dilatación: las contracciones son como un dolor de regla fuerte que se acompaña de un dolor más sordo y profundo, y tienen la característica de que son muy regulares y dejan un tiempo de descanso entre una y otra. A medida que avanza el trabajo de parto, las contracciones se hacen más dolorosas y se concentran en la zona de las caderas, el periné e incluso las piernas. Durante la expulsión del feto, el dolor se concentra en la vulva y el periné, y es un dolor agudo, intenso y bien localizado.

Existen diferentes técnicas de anestesia empleadas durante el trabajo de parto, cuyo objetivo principal es la disminución del dolor materno con efectos mínimos sobre el bebé. A la hora de decidir un tipo de anestesia u otro, pueden influir muchos factores:

- Preferencias de la madre.
- Tolerabilidad al dolor.
- Si es el primer o segundo parto.
- Dilatación del cuello del útero en el momento en el que la paciente solicita la anestesia.

LAS DIFERENTES TÉCNICAS DE ANESTESIA

- Anestesia epidural: se puede realizar en cualquier momento del trabajo de parto, si bien es cierto que lo ideal es administrarla cuando el parto ya está en una fase activa (con una dilatación mínima de 3 centímetros del cuello del útero y con contracciones regulares). Consiste en el bloqueo sensitivo de las raíces nerviosas encargadas de transmitir el dolor durante el parto y, una vez aplicada, calma el dolor durante todo el trabajo de parto. Es una técnica muy segura tanto para la madre como para el bebé, y la mamá empezará a notar alivio de las contracciones a los 10-15 minutos de la dosis inicial.

- ¿Qué complicaciones puede conllevar? Como ya he dicho, es una técnica muy segura, pero, en ocasiones, puede que no proporcione el efecto deseado de calmar completamente el dolor, quedando lo que se llaman «lagunas» o zonas que no están completamente bloqueadas. Otras complicaciones menores son retención de orina en el postparto, náuseas, temblores y dolor de espalda.

- Anestesia intradural: también es una técnica de bloqueo sensitivo de las raíces nerviosas responsables de transmitir el dolor durante el trabajo de parto. Se hace mediante la inyección de anestésico local en el espacio por donde discurren dichas terminaciones nerviosas. Está indicada en situaciones en las que, por razones de tiempo, no se puede llevar a cabo una anestesia epidural (por ejemplo, en una fase muy avanzada de la dilatación en el caso de un segundo parto, que suele progresar muy rápido). Su duración es limitada, pero su efectividad es muy alta y el alivio del dolor es prácticamente inmediato.

- Bloqueo combinado epidural-intradural: es una técnica que combina las dos anteriormente descritas. Su principal ventaja es que precisa de una cantidad muy mínima de anestésico para lograr el alivio del dolor. Asimismo, dicho alivio será muy rápido. Al utilizar poca dosis de anestésico permite mayor movilidad a la madre, lo que se traducirá en una participación más activa durante su proceso de parto (experimentando al mismo tiempo un muy buen alivio de su dolor). Es, sin embargo, una técnica algo más invasiva que las dos anteriores, por lo que se suele reservar para casos puntuales de dolor muy mal tolerado en fases tempranas del parto.

- *Walking epidural:* ¿verdad que has oído hablar de ella? Últimamente está muy de moda entre todas las embarazadas. Todo el mundo habla de la *walking epidural* y parece algo súperrevolucionario. En realidad no es más que una anestesia epidural con modificación de las dosis habituales de fármacos. Consigue un alivio del dolor materno, pero preservando la fuerza motora. Esto permite a la futura madre disfrutar de su trabajo de parto con muy poco dolor y moviéndose (ya sea caminando o estando sentada en la pelota obstétrica). La madre sigue notando las contracciones de forma mucho menos dolorosa y puede participar activamente en la fase final del trabajo de parto con pujos más efectivos. Ahora bien, en fases muy avanzadas del trabajo de parto, la *walking epidural* no logra atenuar de forma satisfactoria el dolor de la madre.

No lo olvides

La anestesia el día del parto es una opción para mitigar el dolor, no es un procedimiento obligatorio. ¡Tú decides cuándo!

Si tu idea era intentar un parto natural y al final decides que quieres anestesia, no debes sentirte mal contigo misma. El parto es un proceso muy doloroso, querer mitigar ese dolor es muy lógico.

Lo importante del día del parto es que disfrutes de ese momento mágico. Es probable que con anestesia logres sentirte más serena y relajada, lo que te ayudará a vivir la experiencia con plenitud.

Un primer parto suele ser más largo que un segundo parto, con lo que la fatiga de la madre es mayor. Si tu objetivo es intentar un parto natural, es probable que te resulte más fácil conseguirlo si es tu segundo parto.

- **En el caso de cesárea:** las técnicas anestésicas de elección son la epidural o bien la intradural. Es decir, la madre está totalmente despierta y puede disfrutar del nacimiento de su bebé. La anestesia general queda reservada básicamente para aquellos casos de emergencia en los que se requiere una extracción fetal inmediata y, bien por cuestiones de tiempo o por contraindicación materna, no se puede administrar una anestesia loco-regional.

Humanizando el parto

El parto es un proceso fisiológico precioso que culmina con el nacimiento de un bebé. Si bien suele ocurrir sin mayores complicaciones, las tasas de mortalidad materna y fetal cuando no existe ningún tipo de asistencia médica son bastante elevadas para considerarlas aceptables y asumibles en el siglo XXI, con una medicina que busca la excelencia de forma permanente.

Es por este motivo que desde hace varias décadas los partos se han ido medicalizando cada vez más: dejó de ser admisible que un bebé o una mujer falleciesen por una complicación surgida durante el parto en su domicilio, se pasó a asistir a todas las mujeres en hospitales, donde la asistencia médica era inmediata. Esto logró reducir las tasas de complicaciones severas durante el trabajo de parto a unos mínimos que nos deben hacer sentir orgullosos a todos los profesionales que trabajamos en la asistencia a la mujer embarazada y en la sala de partos. Pero, asumiendo que para la madre y para el bebé es más seguro parir en un ambiente hospitalario que en casa, hay que admitir también que quizás nos hemos ido un poco al otro extremo. Es decir, quizás hemos medicalizado demasiado los partos en los últimos años, provocando que la madre pueda llegar a sentir que ya no es la protagonista de su momento, de su parto.

Pues bien, desde hace una década aproximadamente, la mayoría de maternidades han hecho un laborioso proceso de autocrítica y revisión interna de sus protocolos de asistencia al parto para intentar llegar a un equilibrio: ofrecer la seguridad que tiene el parto en un ambiente hospitalario sin que eso implique deshumanizarlo. Siempre y cuando estemos ante una paciente de bajo riesgo, el parto puede transcurrir de una forma muy natural y con poca intervención del equipo médico que está en la sala de partos, si así lo desea la futura mamá. Reservaremos la intervención de los médicos para ocasiones en que surjan complicaciones o para los partos de alto riesgo.

Con muy pocos cambios en nuestros protocolos asistenciales y con muchas ganas por parte de todo el personal de la sala de partos y de la embarazada, conseguir un parto humanizado y respetado va a ser posible.

CONSEJOS PARA UN PARTO HUMANIZADO

- Plan de parto. Es bueno que leas un plan de parto, para poder saber qué opciones tendrás el día de tu parto en cuanto al proceso de dilatación, la posición a la hora de parir y los cuidados de tu bebé en las primeras horas. Comenta estos temas en la consulta con tu médico porque llegar al parto con información clara te aportará un plus de tranquilidad.

- Salas de dilatación. Las salas de dilatación deberían tener un aspecto agradable, luminoso y poco «quirúrgico», para hacer sentir cómoda a la futura mamá. Regular la luz, poder escuchar música y estar en un ambiente confortable ¡facilita mucho las cosas un día tan importante!

- Movimiento. Durante el proceso de dilatación, mientras la paciente no lleve anestesia, es bueno que se mueva, que camine, que esté un rato en la pelota obstétrica y que vaya cambiando de postura. Así se favorece la dilatación y el tiempo se pasa más rápido. Por tanto, ya sabes, muévete durante estas fases iniciales del parto. Lograrás que se te pase más rápido y que el dolor te agobie menos.

- Líquidos. Asimismo, siempre que la embarazada no esté aún con anestesia, podrá beber líquidos suaves si le apetece, como agua, zumo de piña, un té...

- Sacar el bebé. Si el expulsivo transcurre sin incidencias –es decir, si la salida del bebé es fácil y sin complicaciones–, un gesto precioso y que la mamá recordará siempre es que el médico le ofrezca acabar de sacar al bebé: una vez han salido los hombros, que sea ella quien tire de su bebé hacia sí y se lo ponga encima. Es un momento inolvidable, emotivo, que crea vínculos únicos. ¡La de veces que habré llorado yo al mismo tiempo que la madre cuando finaliza así la salida de su bebé!

- El cordón. Una vez ha salido el bebé, en la medida de lo posible, se intenta realizar un pinzamiento tardío del cordón umbilical, cuando éste haya dejado de latir, y luego se ofrece al padre si quiere cortar el cordón (¡otro recuerdo para toda la vida!).

- Primeros test. Otro de los cambios que más agradece la mamá es que el test de Apgar y la valoración inicial del estado del bebé justo después de nacer se haga con el bebé en sus brazos, encima de ella. En ese momento estará indicado también administrarle la vitamina K, para protegerle de probables fenómenos hemorrágicos.

- Piel con piel. Es precioso, súper tierno y además muy beneficioso para el bebé estar en contacto directo con su mamá, olerla, escuchar el latido de su corazón y notar el calor de su piel. ¡Es lo mejor para que el recién nacido se vaya adaptando al mundo al que acaba de llegar! Lo ideal es cubrirlo con una sábana o manta sequita y dejarlo así, acurrucado sobre su mamá, durante las dos primeras horas de vida. Es una experiencia que no vas a olvidar nunca, es un momento tan íntimo con tu bebé, tan de vosotros dos, que estoy segura de que lo vas a disfrutar al máximo.

- En caso de cesárea. Si tu parto finalmente acaba en una cesárea, o bien si está indicada una cesárea ya desde el principio, puedes estar tranquila: el equipo médico hará todo lo posible para que tu pareja te acompañe en todo momento en el quirófano y para que, una vez nacido tu bebé, estéis los tres juntos desde el principio. Si tú no puedes sujetar al bebé o realizar el contacto piel con piel, lo podrá hacer tu pareja.

- Favorecer la lactancia. Por último, es muy importante favorecer la lactancia materna desde el inicio. Ya en la sala de partos podrás empezar a darle de mamar a tu bebé. Aunque no tendrás la subida de la leche hasta pasadas unas 48 horas, es importante para activar todo el proceso de la subida que empecéis cuanto antes y también es básico que pidas ayuda a las puericultoras, a la comadrona, al pediatra y a todo el personal que estará cuidándote a ti y al bebé los días que estés en el hospital. Al principio, la lactancia puede costar un poquito, ¿la clave? Paciencia, paciencia, ¡y mucho amor!

Es labor de todo el equipo que va a atenderte el día de tu parto lograr que sea el día más especial de tu vida. No dudes ni un instante que ese es su objetivo, así que afronta el momento lo más relajada que puedas, intentando vivirlo con todos tus sentidos, confiando en ellos. También es clave que seas consciente de tus circunstancias individuales, que conoces tú mejor que nadie: si has pasado un embarazo de alto riesgo por diferentes motivos, es posible que el parto también lo sea, lo que conllevará que el equipo médico tenga que estar muy pendiente de ti. A pesar de eso, de la posible sensación de medicalización del parto, ya verás que luego todo el proceso transcurrirá de una forma mucho más agradable y cercana de lo que podías imaginarte.

Para acabar, una frase que seguro que no olvidarás, y que yo aún me emociono cuando la digo o la leo, pues es totalmente cierta y expresa mucho de lo que sentí al convertirme en madre:

> *El parto es la única cita a ciegas que vas a tener en la que seguro vas a conocer al amor de tu vida.*

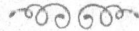

11

¿QUÉ OCURRE DESPUÉS DE PARIR?

Los primeros días, semanas y meses con tu bebé

Ya está, el parto ya ha pasado y por fin tienes a tu bebé en brazos. Estás descubriendo lo que es el amor incondicional, el amor con mayúsculas, y te invaden una serie de sensaciones que nunca antes habías tenido: euforia y alegría porque por fin eres mamá de una personita preciosa, cansancio porque has pasado por un trabajo de parto, sensación de protección hacia tu bebé y ganas de que ahora todo vaya bien. Todo lo que te espera es nuevo y desconocido, y tienes la sensación de que no serás capaz de hacerlo tan bien como te gustaría.

Primero de todo, calma. Cuando pienses que ya no puedes más, mira a tu bebé y recuerda que para esa personita tú eres lo más importante de su vida, quien mejor le va a saber atender y quien más le va a querer. ¿Sabes qué? Ser mamá es la única profesión en la que primero te dan el título y luego cursas la carrera, así que no te preocupes, ¡lo irás aprendiendo todo poco a poco!

Si te parece, empecemos por el principio, por lo que cabe esperar de los primeros días en el hospital, de esas primeras horas conociendo a tu bebé y recuperándote del parto.

- Intimidad. Una vez subas a la habitación desde la sala de partos con tu bebé en brazos, cuando por fin estéis a solas tu pareja, tú y el bebé asumirás por fin que eres madre. Tener a ese ser indefenso pegadito a tu cuerpo, notando su respiración y su calor, es un momento precioso que te aconsejo que disfrutes en la intimidad, los tres solos.

- Sentimientos. Es completamente normal que durante los días que estés ingresada te entre un chute de energía brutal, una euforia extraña, difícil de controlar, una gran alegría y una sensación de inseguridad, todo mezclado.

- Descanso. A pesar de esa sensación de que te puedes comer el mundo, intenta descansar y dormir a ratos. Sé que es muy complicado teniendo en cuenta que tienes a tu bebé al lado y querrás escuchar todos y cada uno de sus ruiditos. Pero, en serio, descansa cuando puedas porque, si no, a la larga, tu cuerpo te pasará factura. El cansancio acumulado, junto con el desbarajuste hormonal del postparto, no juegan a tu favor, y pueden aumentar los síntomas del *baby blues* o bajón emocional.

- Visitas. Intenta limitarlas. Todos tus familiares y amigos querrán venir a conocer al bebé y a ti te apetecerá un montón que vengan. Pero las visitas agotan, así que, si el parto ha sido largo y estás cansada, déjalas para el segundo día y, sobretodo,

Si es tu segundo bebé... Un apunte personal

Una de las cosas que más me descolocó con el nacimiento de mi segunda hija es lo rápido que se olvida lo que es un bebé, ese lloro de recién nacido, esas manitas, lo frágiles que son... Cuando me dieron a Inés pensé: «¿En serio? ¿Son así los bebitos?». Y entonces, cuando mi primer hijo, Nicolás, entró a verme a la habitación, con dos añitos recién cumplidos, ¡lo vi enorme! Fue como si se hubiera hecho mayor de golpe. Con el nacimiento de tu segundo hijo, sientes que estás traicionando al que hasta el momento era el único. De pronto, te das cuenta de que a partir de ahora te va a tener que compartir. Asimismo, también es normal pensar: «¿Cómo voy a querer a este segundo bebé si ya adoro con locura al otro?». Tranquila, porque en nada te darás cuenta de que sí, claro que sí, eres capaz de quererlos a los dos (o a los tres o a todos tus hijos), ¡exactamente igual!

escalonadlas: no es adecuado que haya mucha gente a la vez en la habitación, os estresará a ti y a tu bebé, y eso no es bueno para favorecer ese vínculo tan necesario para que la lactancia materna funcione. Los primeros momentos son sólo para los más íntimos, ellos entenderán que necesites dormir y te echarán un cable con el bebé.

SÍNTOMAS EN LA CLÍNICA

- Pérdidas de sangre. Seguramente serán en cantidad superior a una regla y deberás utilizar unas compresas de algodón que son un poco incómodas. Aunque a veces recomiendan llevar braguitas de papel de usar y tirar, para mí va mucho mejor un culotte de algodón que te sujete bien.
- Entuertos. Esto es más común si es tu segundo postparto. No son más que unas molestias intensas tipo contracciones que aparecen sobre todo cuando estás dando el pecho a tu bebé o cuando lo tienes en brazos. Puede doler bastante, pero dura sólo unos días. Estas contracciones son las que ayudarán al útero a volver poco a poco a su tamaño normal.

- Molestias en la zona de los puntos. Con la analgesia que te irán administrando, serán bastante tolerables. Acuérdate de lavarlos con un jabón especial y luego es importante que, cada vez que vayas al baño a hacer pipí, te cambies las compresas y te seques bien.
- Incontinencia. Puede ser que notes que no controlas bien el pipí, e incluso que se te escapa un poquito. Es algo relativamente habitual en los primeros días después de haber dado a luz. Acuérdate de hacer pipí cada tres horas, aunque no tengas muchas ganas de ir, y no cargues pesos ni hagas esfuerzo abdominal. Con el paso de los días, estos síntomas irán remitiendo.
- Barriga muy abultada. Si te ves como si estuvieses embarazada de 30 semanas, que sepas que es normalísimo. No sólo tu útero ha de recuperar su tamaño previo al embarazo, también tu pared abdominal ha de volver a coger cierto tono muscular, ¡y esto no pasa de la noche a la mañana!

¿Me dolerá ir al WC?

Con los puntos, las hemorroides y todas las molestias, es normal que te preocupe este tema, pero no te asustes porque no duele tanto. Lo importante es que, si ya durante el embarazo sufrías estreñimiento, se lo comentes a tu médico para que te deje pautada alguna medicación que te ayude a que, cuando tengas que ir de vientre, no te cueste tanto. También puedes ponerte una crema para a disminuir las hemorroides, aunque estés dando el pecho.

LA SUBIDA DE LA LECHE

Normalmente, la subida de la leche se produce unas 48 horas después del parto, pero puede tardar un poco más. Si has tenido una cesárea programada en la que no ha habido trabajo de parto previo, puede costar un poquito más, pero con algo de constancia y esfuerzo lo conseguirás igual. Piensa que desde el momento que la placenta se desengancha de la pared uterina, el proceso de subida de leche se pone en marcha, y eso pasa tanto en partos vaginales como en cesáreas.

Para ayudar a tener la subida lo más «puntual» posible, ponte al bebé en el pecho muy a menudo (cuanto más succione el bebé, antes se desencadenará el reflejo de la subida de la leche), y desde muy pronto, la primera hora de vida es clave para lograr una subida lo más temprana posible. Aunque veas que está muy dormido, durante el día no deberías dejar que pasen más de tres horas sin ponértelo y, por la noche, como mucho seis. Lo más normal es que él mismo te pida pecho. También ayudará que bebas mucha agua y tengas una buena alimentación.

Si en estos primeros días te aparecen grietas o molestias, con cremas especiales para el pezón o usando pezoneras de plástico lograrás que mejoren y, una vez la lactancia esté bien establecida, irán desapareciendo poco a poco.

Por último, con la subida de leche es normal que notes sofocos y calor, incluso algo de febrícula, dolor en los pechos (que pueden endurecerse) y la piel del pecho muy caliente. Estas sensaciones duran sólo unas horas, tranquila.

CONSEJOS PRÁCTICOS A TENER EN CUENTA DURANTE TU ESTANCIA EN EL HOSPITAL

- Comida. La comida del hospital, generalmente, no es de las mejores que vayas a probar a lo largo de tu vida, así que una buena idea es pedirle a tu pareja o a tus familiares que te traigan algún capricho estos días. Si no habías pasado la toxoplasmosis y te mueres por un poco de jamón, ¡ahora es el momento de pedirlo! Y si te encanta el queso y te has estado reprimiendo durante el embarazo, lo mismo: ¡aprovecha!
- Pendientes. Si has tenido una niña y quieres que le pongan

pendientes, el momento ideal para hacerlo es cuando aún estéis en el hospital. Normalmente se los pondrá la comadrona o la puericultora, y es más que probable que te recomienden unos pendientes hipoalergénicos facilitados por el propio hospital. Al cabo de unos quince días ya se los podrás cambiar y ponerle los que a ti te haga ilusión.

- Papeleo. Inscripción en el registro civil, permiso de maternidad y paternidad, alta del bebé en la seguridad social, asignación de un pediatra en el centro de salud, alta en el padrón municipal... El papeleo burocrático que hay que hacer tras el nacimiento de un bebé puede llegar a ser un poco lioso y estresante. Normalmente, como tú estarás en el hospital recuperándote del parto, los trámites los tendrá que hacer tu pareja, y no son pocos, ¡así que paciencia! Acordaos de llevar el libro de familia al hospital y el DNI de ambos, pues son necesarios para la mayoría de las gestiones. Hoy en día hay empresas que se encargan de realizar todos esos trámites por vosotros, son muy eficaces y el precio que cobran no es para nada desorbitado, en nuestro caso nos ayudó el equipo de Trámites de nacimiento Barcelona y fue todo un acierto contratar sus servicios <www.tramitesnacimientobarcelona.com>.

- Primera revisión. Ten en cuenta que al cabo de unos 5-7 días que te hayan dado el alta de la clínica, el bebé tendrá que ir a su primera revisión pediátrica. Lo más normal es que durante el ingreso hospitalario un pediatra pase visita a tu bebé cada

¿Tienes mutua de salud?

Infórmate bien de si tu mutua cubre el ingreso del bebé los días estándar en caso de que hayas dado a luz en un centro privado. Asimismo, solicita información acerca de cómo debes proceder para incluir al bebé en tu póliza de salud, en caso de estar interesada.

día y te indique cuándo será necesaria su primera revisión ambulatoria.

- Grupos de soporte. Antes de salir del hospital, infórmate de si allí tienen grupos de soporte a la lactancia materna y sesiones informativas y de ayuda a las madres que están dando el pecho. Puede resultarte muy útil durante las primeras semanas después de haber dado a luz.
- Sesión fotográfica. Es probable que durante tu ingreso te ofrezcan la opción de contratar una sesión de fotos del recién nacido. La verdad es que cada vez son más bonitas y hay quien hace verdaderas maravillas. Si encuentras un fotógrafo de un estilo que te guste y te apetece hacer la sesión, es un bonito recuerdo.

··

La cuarentena, las primeras semanas postparto
··

Dentro de la película de cuento de hadas que te has hecho en la mente de cómo será tu embarazo, el parto y tu bebé, seguro que hay un tema que se te ha quedado algo olvidado: el primer mes postparto. El postparto es como el epílogo que nadie se lee, pero que está ahí y que, en cierta manera, cierra la historia que empezó con el predictor positivo.

Recuerdo como si fuese ayer esa sensación extraña que te invade cuando te dan el alta de la clínica, con tu bebé en el Maxi-Cosi recién estrenado, tu barriga abultada, tus hormonas revueltas y tu inexperiencia total como madre haciéndose más visible que nunca. También recuerdo el viaje en coche, el primero de mi bebé, mirándolo como si se fuese a romper y cómo después entré a casa llorando como una magdalena, contentísima y feliz por tener por fin a mi hijo en brazos, pero a la vez pensando: «¿Dónde está mi vida de antes? ¿Ahora qué me espera? ¿Esto cómo se hace?».

Como ese epílogo sí que te lo vas a tener que leer, te tocará pasar por un sinfín de situaciones nuevas y estresantes y descubrirás sentimientos nuevos para ti, creo que es bueno que tengas un poco de información.

¿QUÉ TE ESPERA DURANTE EL PRIMER MES DESPUÉS DEL PARTO?

- **La cuarentena.** También llamada puerperio, hace referencia al período de tiempo en el que el cuerpo de una mujer que ha dado a luz tarda en recuperar su estado previo al embarazo. Tiene una duración de 4-6 semanas y, si bien la madre puede realizar una vida prácticamente normal, es importante que lleve a cabo ciertos cuidados especiales.
- **Pérdida de peso.** Una vez hayas dado a luz, perderás unos 7 kilos de peso durante los primeros días (por el peso del bebé, el líquido amniótico, la placenta y el útero gestante). Asimismo, verás como, poco a poco, va desapareciendo la hinchazón de las piernas. El resto de kilos que engordaste en el embarazo los irás perdiendo de forma paulatina durante los dos o tres primeros meses postparto. Si engordaste más de la cuenta, ¡te tocará poner de tu parte para volver a tu peso previo!
- *Baby blues.* Es normalísimo que a partir del segundo día de vida de tu bebé, y durante los diez primeros días tengas unos ataques de llanto incontrolados que no sabrás explicar muy bien por qué. Es lo que se conoce como *baby blues*. Es pasajero y no debes darle demasiada importancia, siempre y cuando no te dure mucho más de dos semanas. ¿Trucos para intentar minimizarlo? Dormir, dormir y descansar. Asumir que no llegas a todo y disfrutar de lo verdaderamente importante: tu bebé.
- **Tu mejor apoyo.** Es muy importante que en los primeros días en casa las visitas sean de máxima confianza y te permitan, si has pasado mala noche (algo más que probable), dormir durante el día. Necesitarás a tu madre cerca, seguro, ella te quiere

más que a nadie en el mundo, te entenderá si estás cansada y con ganas de llorar y te echará una mano en todo lo que pueda. Mientras estés aterrizando en tu nueva vida, rodéate sólo de gente que sume, que te transmita paz y te ayude de verdad.

Mi consejo: un paseo sola
Algo que a mí me funcionó genial fue salir a dar un paseo sin el bebé al día siguiente de llegar a casa. Notar el aire fresco en la cara después de varios días de hospital, ver que la vida sigue aunque para ti ha cambiado de arriba abajo y desconectar un momento del «modo bebé» te ayudará, seguro.

¿QUÉ NOTARÁS EN TU CUERPO?

Sin duda, durante esta etapa te notarás extraña en tu cuerpo: tendrás la barriga abultada y blanda, molestias en la zona de la episiotomía o en la cicatriz de la cesárea, dolor en el pecho... Poco a poco todo se pondrá en su sitio:

- Dolor de los puntos. Dura como mucho una semana. Con la medicación que te habrán recetado al darte el alta más los cuidados que ya te he comentado antes, irás mejorando día a día. Los puntos se caerán solos a los 10-12 días de haber dado a luz.
- Molestias y grietas en el pecho. A la que tú y tu bebé os compenetréis, irán desapareciendo. La lactancia materna suele ser dura la primera semana, pero una vez superado este lapso de tiempo es cuando de verdad empezarás a disfrutar del vínculo que se crea con tu bebé.
- Pérdidas. Es normal que tengas pérdidas en cantidad similar a una regla durante todo el primer mes. Y también es muy normal que estas pérdidas sean intermitentes, así que no te

extrañes si, después de tres días sin sangrar, de repente, vuelves a hacerlo. No suelen ir acompañadas de dolor, así que se toleran bien.

- Un poco de anemia. En el primer mes postparto es habitual, así que es muy probable que tu médico te recete hierro y te indique que mantengas el polivitamínico que estabas tomando durante el embarazo. Si estás dando el pecho, es recomendable que bebas mucha agua y tomes un suplemento con aporte extra de calcio.

Buenos hábitos para tu suelo pélvico

Si bien no es recomendable empezar con ejercicios ni con fisioterapia hasta que haya transcurrido la cuarentena (para dar tiempo al útero a volver a su tamaño original y a tu suelo pélvico a recolocarse), durante este primer mes puedes ir adquiriendo buenos hábitos que tu suelo pélvico agradecerá.

Así pues, no cargues pesos ni hagas esfuerzos físicos importantes, no practiques deporte, acuérdate de hacer pipí cada tres horas y evita, en la medida de lo posible, el estreñimiento.

Cuando tengas la visita del control postparto con tu ginecólogo, será el momento de hacer una valoración de cómo está tu suelo pélvico y de determinar qué ejercicios convendrá que practiques.

El primer mes postparto no es el momento de...

- Utilizar tampones; bañarse en el mar, en la piscina o en la bañera; ni tampoco de mantener relaciones sexuales. El motivo es que el cuello del útero está todavía entreabierto y, por tanto, es más fácil adquirir infecciones por vía vaginal.
- Hacer una dieta hipocalórica ni realizar deporte intenso con el fin de perder peso. Debes mantener una dieta sana y equi-

librada y puedes salir a caminar tranquila, pero todavía no pienses en adelgazar.

- Volver a tu ritmo frenético de antes del embarazo: por muy bien que te encuentres, por muy feliz y rebosante de energía que te sientas al mirar a tu bebé, recuerda: el primer mes postparto es un mes para pasarlo en «modo bebé», vida tranquila, descansar lo que puedas, ir conociendo a esa personita nueva que entró a vuestras vidas, en definitiva, ¡ir aprendiendo a ser mamá!

En caso de fiebre

Es muy importante que, si durante las primeras semanas postparto tienes fiebre, consultes con tu ginecólogo para poder descartar cualquier causa ligada con el parto o la lactancia materna.

¿Vale la pena usar faja para la barriga?

Yo no soy muy partidaria de las fajas postparto, sobre todo mientras estés en casa tranquila con el bebé. Si vas a salir a pasear un buen rato, igual te puede ayudar a sentirte un poco más recogida, especialmente si el bebé ha nacido por cesárea, pero no es obligatorio utilizarla ni mucho menos. Yo no la usé después de ninguno de mis tres embarazos. Lo importante es no obsesionarse. Al cabo de un mes, la barriga estará casi en su sitio, aunque es cierto que mucho menos tonificada que antes de parir. Ponte una buena crema reafirmante dos veces al día y piensa que, para estar estupenda, ha de pasar casi un año (siempre y cuando pongas de tu parte: ejercicio físico, abdominales hipopresivas y dieta sana son aliados fundamentales).

> «No existe la madre perfecta, pero hay un millón de maneras de ser una buena madre.»
>
> Jill Churchill

Existe un tema que frecuentemente queda olvidado y no recibe la suficiente atención ni por parte del entorno de la mujer que acaba de convertirse en madre ni por parte de los profesionales que nos dedicamos al control del embarazo: la depresión postparto.

¿Y por qué ocurre esto? Por parte de los obstetras, lo podemos atribuir a que seguramente dejamos en un segundo plano el puerperio o postparto, es decir, una vez hemos conseguido nuestro objetivo de que la mamá y el bebé estén sanos en su casa, se nos olvida pensar que pueden surgir problemas en las primeras semanas de esa recién estrenada maternidad.

Por parte del entorno de la mamá, ¿cómo van a pensar que esta puede estar más triste de lo normal y que puede estar sufriendo en silencio? Acaba de ser madre, en teoría empieza la época más feliz de su vida, ¿no?

Y eso mismo le pasa a la propia madre, quien probablemente no se atreva a verbalizar su estado de ánimo. Tiene a su bebé, ha de estar feliz sí o sí, ¿no? Pues a veces las cosas no transcurren como esperábamos, y en estas primeras semanas o meses de la maternidad puede aparecer una depresión postparto.

Creo que es importante hablar de ello, explicarte en qué consiste y, sobre todo, darte pistas para que sepas valorar cuándo lo que está ocurriendo con tu estado de ánimo entra dentro de lo absolutamente normal y cuándo sería recomendable que consultaras a un especialista.

Antes de empezar, quiero hacer un apunte que considero importantísimo: no te has de sentir mal contigo misma si no estás feliz y eufórica todo el rato durante los primeros meses de tu maternidad. Tienes derecho a sentirte descolocada, cansada e incluso, en ocasiones, algo triste. Tu vida va a cambiar completamente y para siempre, pues ser madre es algo que empieza el día que descubres que estás embarazada y que no acabará jamás. Hasta ahora tenías una vida con responsabilidades y obligaciones, sí, pero el ritmo lo marcabas tú. No tenías que pensar en que hay alguien que depende de ti para todo. A partir del momento en que coges a tu bebé en brazos por primera vez, se abre un nuevo mundo delante de ti, de vosotros, y eso puede no ser fácil de digerir al principio.

Después de esta aclaración, creo que ya puedo centrarme en hablarte un poco de esa cara B de la maternidad, ese cuento de hadas que se puede teñir de tristeza en ciertos momentos. Porque hacer ver que todo va bien cuando no es así no sirve de nada ni ayuda a nadie. Y sí, la depresión postparto existe, y puede llegar a afectar a casi un 10 % de las madres.

Es importante hacer una diferenciación entre la melancolía postparto o *baby blues*, y la depresión postparto.

- *Baby blues.* Es una depresión leve y transitoria que ocurre a los pocos días del parto. Es muy frecuente, pues puede afectar hasta al 75 % de las mujeres que han sido madres. No se ha visto una asociación clara ni con el tipo de parto (vaginal o cesárea), ni con el tipo de lactancia (materna o artificial), ni con posibles complicaciones en el embarazo o el parto. Tampoco parece tener relación con la clase social, la personalidad de la paciente o con el hecho de que sea su primer parto.

  Como factores predisponentes podrían estar las molestias físicas del postparto, la ansiedad que puede provocar el no saber cómo atender al bebé o la falta de sueño.
  - *Síntomas:* los más típicos son labilidad emocional, llanto fácil, ansiedad y dificultad para conciliar el sueño. Suele aparecer entre el tercer y quinto día del parto, y lo más normal es que se resuelva hacia el décimo día de forma espontánea. Si persiste más allá de quince días, es imprescindible hacer una consulta al médico, pues puede estar anunciando un episodio de depresión mayor. Se cree que aproximadamente el 20 % de las mujeres que presentan *baby blues* pueden acabar desarrollando una depresión postparto.

- Depresión postparto. Puede llegar a afectar hasta al 10 % de las madres recientes y presenta una clínica muy similar a la depresión mayor que puede ocurrir en cualquier otro momento de la vida. En la mayoría de casos (60-70 %) será el primer episodio de depresión que presente la madre. Si en un primer postparto apareció una depresión, el riesgo de que aparezca en el segundo es de casi el 50 %, y este hecho hay que advertírselo a la paciente y tenerlo en cuenta, pues lo ideal sería organizar una visita al psiquiatra durante la etapa de cuarentena de ese segundo bebé e incluso alguna visita adicional durante el embarazo.

  Las causas no están bien identificadas, pero sí es cierto que se conocen factores predisponentes: antecedentes de patología psiquiátrica en la mujer, falta de apoyo por parte del entorno, embarazo no deseado y episodios estresantes ocurridos durante el embarazo. Asimismo, las pacientes con embarazos con complicaciones médicas y las que presentan cuadros de ansiedad durante el embarazo tienen más riesgo de sufrir una depresión en el postparto.

  ○ *Síntomas:* aparecen al cabo de un mes del parto, pero suele alcanzar su punto máximo unos cuatro o cinco meses después de dar a luz. Son similares a los de la depresión: ánimo deprimido, pérdida de interés, aislamiento social, cansancio,

---

¿Por qué cuesta diagnosticar una depresión postparto?

Es típico que la paciente no quiera expresar lo que le está ocurriendo por vergüenza, miedo o sensación de culpa. Si a esto le sumamos que el obstetra está poco acostumbrado a pensar en esta enfermedad, es frecuente que el diagnóstico y, por tanto, el tratamiento, se instauren de forma tardía. Así pues, es importante que en la visita de la cuarentena el ginecólogo hable con la paciente sobre su estado de ánimo y cómo está llevando la recién estrenada maternidad.

problemas del sueño, alteraciones del apetito, sentimiento de culpa excesivo, desamparo....

El mensaje con el que quiero que te quedes después de haber leído esto es que no debes tener ni miedo, ni sentimiento de culpa, ni vergüenza si durante la primera semana de tu maternidad te notas muy sensible y con ganas de llorar en situaciones de lo más variopintas. Seguramente se tratará de un *baby blues*. Ahora bien, si ves que los síntomas duran más de quince días, no dudes de consultarlo con tu médico. Podría ser una depresión postparto y, cuanto antes la diagnostiquen y empieces el tratamiento, ¡mejor para ti, para tu bebé y para tu entorno!

La lactancia

Normalmente, antes de dar a luz, ya tendrás decidido si vas a amamantar a tu bebé o si vas a optar por la lactancia artificial. Cualquiera de las dos opciones es absolutamente respetable y no te has de sentir mal con la que hayas escogido. Obtener un poco de información al respecto antes de tomar esa decisión puede ayudarte.

La lactancia materna es el proceso fisiológico de amamantar al bebé durante sus primeros meses de vida, pues con la leche de la madre este recibirá todos los nutrientes que necesita para crecer sano. Es el mejor alimento que existe para un recién nacido. De he-

El mejor alimento que existe para un bebé es la leche materna, sin dudarlo, y si logras que la lactancia materna funcione, estarás contribuyendo a la salud de tu pequeño y, además, fortalecerás el vínculo con él.

cho, tanto es así que se considera un medicamento para los niños prematuros, y hoy en día en las Unidades de Cuidados Intensivos la alimentación que reciben los prematuros es leche materna (ya sea de su propia madre o de bancos de leche materna).

¿CÓMO SE ESTABLECE LA LACTANCIA MATERNA?

- Durante las primeras 48 horas de vida el bebé se alimentará del calostro materno, un líquido amarillento segregado por las glándulas mamarias desde el final del embarazo hasta los primeros días de vida del bebé. Está compuesto por grasas, inmunoglobulinas (células de defensa), hidratos de carbono y agua.
- Para que se produzca la subida de la leche, que suele tardar de media unos dos días, es básico que haya un reflejo de succión del pezón materno. Por eso es importante que te pongas al bebé al pecho desde bien pronto, a poder ser en la primera hora de vida, y que luego lo repitas de forma frecuente durante los primeros días.
- Cuando se establezca la subida de leche lo notarás, porque tus pechos se pondrán turgentes, calientes y bastante indurados. Es posible que este cuadro se acompañe de sensación de calor y sofocos, e incluso que tengas unas décimas de fiebre.
- Para favorecer la subida de la leche es fundamental la estimulación del pezón, pero también te puede ayudar el beber mucha agua y mantener una dieta sana y equilibrada. No es necesario que tomes leche para favorecer la lactancia, así como tampoco deberás excluir según que alimentos de tu dieta.
- La lactancia a demanda es básica, así lograrás adaptar la producción de leche a la demanda de tu bebé. Todas las madres producen la cantidad de leche suficiente para amamantar a su hijo.

Trucos para que funcione la lactancia materna

Evita el uso del chupete durante las dos primeras semanas de vida de tu bebé. Su mecanismo de succión no es igual al del pezón, así que, si no quieres que tu bebé se confunda y succione mal el pecho, mejor ahórrate el chupete al principio.

Mantén la calma y no te pongas nerviosa sobre si tienes suficiente leche o no. Una forma de controlar que la lactancia funciona es ver el incremento de peso de tu bebé, cosa que hará el pediatra cada vez que vayáis a la consulta. ¿En casa? Controla que tu peque haga pipí unas cinco o seis veces al día. Si es así, significa que está bien hidratado y el alimento que está recibiendo es suficiente.

No recurras demasiado pronto a la lactancia complementaria con biberón, recuerda que para que se establezca una buena producción de leche es básico que el bebé succione el pezón. Si los primeros días le das biberón, demorarás la producción de leche.

Vacía primero completamente un pecho antes de ofrecerle el siguiente, ya que la leche del final de una toma es más grasa y más calórica que la del principio, que es algo más aguada. Si vas cambiando continuamente de pecho sin llegar a vaciarlo del todo, tu bebé se estará perdiendo ese aporte extra de calorías.

No te obsesiones con el tiempo que tarda tu bebé en las tomas, es normal que al principio se demore unos 20-25 minutos y que conforme vaya creciendo haga tomas más rápidas.

Déjate asesorar por los grupos de lactancia. Tener de referencia a puericultoras, pediatras y madres que ya han pasado por la lactancia materna ayuda mucho. Seguro que te darán trucos para una correcta posición a la hora de dar de mamar y te resolverán las dudas que te puedan surgir.

No te creas muchos de los falsos mitos que circulan sobre la lactancia materna: no es cierto que haya muchas madres que produzcan poca leche (menos del 1 % de las madres presentan hipogalactia, que es el nombre técnico para la producción escasa de leche) ni tampoco que haya leches de mala calidad.

Trucos para que funcione la lactancia materna (*continúa*)

Evita la toma de alimentos o bebidas estimulantes (café, té, chocolate) justo antes de las tomas, pero no hace falta que los elimines completamente de tu dieta.

Si tienes dudas sobre si puedes tomar según qué medicamentos durante la lactancia materna, consúltalo con tu pediatra o mira la web <www.e-lactancia.org>, allí encontrarás información sobre la seguridad de cualquier fármaco durante la lactancia.

Todo lo que le aporta lactancia materna a tu bebé

El calostro que alimenta a tu recién nacido durante sus primeras 48 horas de vida le va a aportar muchos beneficios, pues es un alimento que podrá digerir fácilmente, que le proporcionará muchas proteínas e hidratos de carbono y que le garantizará una buena cantidad de células de defensa. Asimismo, le ayudará a reducir la absorción de bilirrubina y los problemas de ictericia que comporta un exceso de la misma.

La leche materna le proporciona todos los nutrientes que necesite y, encima, a una temperatura ideal. La digestión y la asimilación de la misma a nivel intestinal es más fácil que la de la leche de fórmula.

La leche le aporta también anticuerpos provenientes de la madre, y así lo preparará para combatir diferentes enfermedades infecciosas.

Le protege de posibles alergias alimentarias y de enfermedades respiratorias.

Los niños alimentados con leche materna tienen menos predisposición a desarrollar obesidad en el futuro.

El hecho de probar leche con diferentes sabores en función de la dieta que realiza la madre prepara al bebé para aceptar mejor los diferentes alimentos cuando empiece su alimentación complementaria.

La lactancia materna crea un fuerte vínculo del bebé con su madre.

Beneficios de la lactancia materna para la mamá

Amamantar a tu bebé te ayudará a perder peso después de haber dado a luz, pues en un proceso en el que consumirás muchas calorías.

La lactancia materna ayuda a la secreción de oxitocina, una hormona que en los primeros días del postparto favorece la contracción uterina y ayuda a prevenir el sangrado excesivo (de ahí los entuertos que nota la madre cada vez que se pone al bebé en el pecho).

El hecho de haber dado lactancia materna reduce el riesgo de desarrollar osteoporosis y cáncer de mama en el futuro.

Las mujeres que establecen una lactancia materna satisfactoria tienen menos riesgo de caer en una depresión postparto, pues ver que son capaces de atender todas las necesidades de su bebé favorece su autoestima.

LACTANCIA ARTIFICIAL

Después de haber leído todo lo que te he contado acerca de la lactancia materna, sabrás que lo ideal es que le des el pecho a tu bebé y que es la mejor opción para su salud y su crecimiento. No obstante, si por un motivo u otro vas a optar por la lactancia artificial, tampoco te fustigues ni te sientas peor madre. ¡Todas las opciones son respetables!

- Tú tienes tus motivos para decidir alimentar a tu bebé con leche de fórmula y nadie mejor que tú conoce el porqué de esa decisión, así que no sientas que te has de justificar cada dos por tres.
- No has de sentir que has fracasado como madre si has intentado la lactancia materna y no te ha funcionado. Lo importante

es que disfrutes de tu maternidad y de cómo crece día a día tu bebé. Si con lactancia materna no lo lograste y con artificial sí, pues bienvenida sea la leche de fórmula.

- Eso sí, antes de dejar la lactancia materna, infórmate bien. Hay mujeres que la dejan porque creen que es incompatible con un medicamento y luego resulta que no es así, o porque piensan que su bebé dormirá mejor por las noches si toma biberón. Asesórate antes de tomar una decisión.

- Si le das biberón a tu bebé es cierto que podrás empezar a regular las tomas desde antes, pues no funciona tan a demanda como el pecho. Y también es probable que el bebé se despierte menos por la noche. Ahora bien, ten en cuenta una cosa, los bebés de pecho se pueden despertar varias veces, sí, pero en general se vuelven a dormir enseguida. Con biberón te tendrás que levantar menos veces pero tardarás más en volver a la cama.

- Con la lactancia artificial quizás te sentirás menos atada a tu bebé, en el sentido de que su alimentación no depende exclusivamente de ti: un biberón se lo podrá dar su padre, otro tu amiga, tu madre, etcétera.

- Muy probablemente tendrás miles de dudas sobre qué leche es mejor teniendo en cuenta la extensa oferta del mercado. Pregunta a tu pediatra para que sea él quien te indique en función de las necesidades de tu bebé. Algo parecido te pasará con el biberón: los hay anti cólicos, con tetina fisiológica, de vidrio... Tú misma descubrirás cuál es el que os funciona mejor a tu *peque* y a ti.

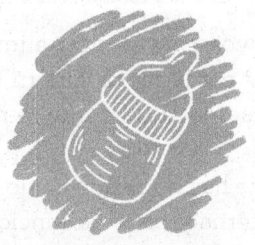

Un consejo personal

Si optas por el biberón, acostumbra al bebé a tomárselo a temperatura ambiente, porque no siempre se lo podrás dar en casa o en un sitio en el que puedas calentar el agua.

La decisión de cómo vas a alimentar a tu bebé es tuya y sólo tuya. Infórmate bien antes de optar por una u otra fórmula, pero, sobre todo, una vez hayas tomado una decisión recuerda:

○ No eres ni mejor ni peor madre por dar pecho o dar biberón.
○ Respeta a las otras mujeres y sus decisiones. Lo básico para sentirte bien como madre es que te respeten, haz tú lo mismo con las mamás de tu entorno.

¿Cuándo volverá todo a su sitio?

Después del shock inicial que supone la maternidad, las cosas poco a poco se irán encajando, todo volverá a la normalidad y aparecerán nuevas rutinas en tu vida. Verás que son muchos los aspectos a tener en cuenta para poder volverte a sentir cómoda en tu día a día, pero con un poco de esfuerzo por tu parte, mucha paciencia y muchas ganas, al cabo de unos meses echarás la vista atrás y verás que sí, que todo ha vuelto a su sitio (o ha encontrado un nuevo hueco en tu esquema vital).

¿Y cuáles son esos aspectos que han de reordenarse de nuevo o encontrar un sitio en tu nueva vida?

TU CUERPO

Una vez transcurrido el primer mes postparto notarás una gran mejoría en tu cuerpo, pero seguirá habiendo muchas zonas que

¿Qué puedes hacer para mejorar la flacidez de la barriga y el pecho?

De entrada, deberás tener paciencia. Tu cuerpo necesita su tiempo para recolocarse y, por mucho que quieras correr, hasta al cabo de 6-9 meses no habrás recuperado del todo tu piel tersa de antes. Es básico que te cuides, que mantengas una dieta sana y equilibrada, que hagas algo de deporte y que utilices cremas reafirmantes cada día.

En cuanto al pecho, no te voy a engañar, es más que probable que, cuando dejes la lactancia materna, notes que está algo vacío y con la piel flácida.

Recuperar totalmente su turgencia previa a la lactancia va a ser complicado, sí, pero con cremas reafirmantes y algo de ejercicio centrado en fortalecer la musculatura pectoral conseguirás resultados muy aceptables.

notarás extrañas, como si todavía no fueran tuyas. Para estar estupenda como si no hubieses dado a luz, necesitarás más tiempo, yo siempre digo que han de pasar nueve meses como mínimo. Y aquí también va a influir mucho si te has cuidado o no a lo largo del embarazo. No es lo mismo volver a tu estado de forma anterior si has engordado 10 kilos y te has mantenido más o menos activa que intentar recuperar tu figura tras haber ganado más de 20 kilos.

¿Cómo has de reintroducir el deporte en tu día a día?

Después de la cuarentena podrás volver a practicar deporte. Es cuestión de que te organices con el bebé y encuentres un par de horas a la semana para ti. Puede ser que al principio te dé pereza empezar, ya que llevas el último mes del embarazo y el primer mes postparto bastante inactiva, te ves en baja forma o no te convence tu cuerpo. Pero todo es ponerse. Ve paso a paso, cada día un poquito y ya verás como enseguida te vuelve a entrar ese gusanillo por practicar deporte.

Hasta que el bebé no haya cumplido los seis meses te aconsejo la práctica de deporte aeróbico que no suponga un esfuerzo para tu suelo pélvico. La natación o la bici son actividades ideales. Combínalas con las sesiones de fisioterapia del suelo pélvico y ya verás cómo poco a poco vas recuperando tu estado de forma.

Una vez ya han pasado seis meses desde el parto, podrás practicar cualquier deporte que te guste, como correr, aerobic, tenis o *steps*. Asimismo, podrás empezar a hacer tonificación muscular en el gimnasio, si bien es cierto que las abdominales clásicas las deberías ir alternando con las hipopresivas, que son mucho más conservadoras con tu suelo pélvico.

TU SUELO PÉLVICO

Es muy importante que seas consciente de que hay que cuidar el suelo pélvico después de un embarazo y un parto. Si cuidas tu suelo pélvico, podrás evitar muchas complicaciones en el futuro, desde la incontinencia de orina ante pequeños esfuerzos o las molestias con las relaciones sexuales, al prolapso de los órganos pélvicos con el paso de los años.

Una vez transcurrido el primer mes postparto tendrás una visita con tu ginecólogo para que te dé el alta definitiva y para hacer una valoración inicial del estado de tu suelo pélvico después del embarazo. Seguramente te aconsejará unas cuantas sesiones de fisioterapia para recuperar la fuerza de la musculatura perineal.

Durante la baja maternal es cuando más te has de focalizar en intentar hacer fisioterapia de recuperación del suelo pélvico, incluyendo ejercicios de Kegel y abdominales hipopresivas: tendrás tiempo libre, te encontrarás bien físicamente y estarás motivada para hacer los ejercicios.

Para mí, es absolutamente imprescindible realizar un trabajo de recuperación del suelo pélvico, independientemente de que sea tu primer o tu segundo parto o de que el parto haya sido vaginal o por cesárea. Búscate un centro de fisioterapia cerca de casa con profesionales especialistas en esta zona del cuerpo: el objetivo es

Cómo fortalecer tu suelo pélvico

○ **Ejercicios de Kegel:** se llevan a cabo para fortalecer la musculatura perineal, con el objetivo de reforzarla y de mejorar una posible incontinencia de orina. Son unas contracciones voluntarias de dicha musculatura que se mantienen durante dos o tres segundos y se repiten varias veces. Para que te hagas una idea de cómo se hacen, es el mismo ejercicio que harías si intentases cortar el chorro de la orina cuando estás haciendo pipí.

○ **Abdominales hipopresivas:** son unos ejercicios abdominales que se realizan en apnea después de haber vaciado todo el aire con una respiración larga. Con ellos se pretende una contractura de toda la musculatura abdominal profunda sin presionar los órganos pélvicos. Al contrario: se ejerce un efecto de elevación de los mismos en dirección al diafragma. Estas abdominales no son fáciles de realizar correctamente, por lo que es imprescindible que antes de ponerte en casa a hacerlas alguien experto te haya enseñado la técnica apropiada.

que vayas a un mínimo de cinco o seis sesiones. Luego, podrás seguir en casa con los ejercicios que hayas aprendido, dedicándole unos veinte minutos al día durante los primeros meses después de haber dado a luz.

PLAN DE RECUPERACIÓN DEL SUELO PÉLVICO

• Lo ideal es que hagas abdominales hipopresivas cada día, al menos durante diez minutos.

• Los ejercicios de Kegel los podrás hacer varias veces al día, mientras le das el pecho a tu bebé, cuando estés conduciendo, viendo la tele... Es cuestión de que encuentres tu momento, pero hazlos, ya que a la larga lo agradecerás.

• Puedes completar tu recuperación del suelo pélvico descargándote alguna App especializada en el tema. Una fantástica que ya te he comentado en un capítulo anterior es Elvie, la cual te ofrece, en base a un cuestionario inicial sobre tu historial obstétrico y tu sintomatología, toda una serie de ejercicios de suelo pélvico que podrás practicar cómodamente en casa.

- También tienes la opción de utilizar una esfera de recuperación de suelo pélvico, que es como una bola china que te colocas en la vagina y que hace que de forma refleja tu musculatura pélvica esté trabajando para sostenerla sin que se caiga. Lo ideal es que la lleves una hora al día, mientras estés caminando o haciendo algo de actividad, durante al menos dos o tres meses. Luego, en plan mantenimiento, la puedes seguir utilizando todo el tiempo que quieras.

Tu vida de pareja

¡Que no se te olvide! Además de madre, eres mujer, y tienes una pareja con la que decidiste tener un hijo. Es muy normal que durante las primeras semanas en casa con el bebé estés totalmente volcada en tu faceta de madre, claro que sí. Y tu pareja lo estará en su papel de padre, algo que también le resultará totalmente nuevo. Pero, pasada esta primera fase de adaptación, debéis encontrar tiempo para vosotros. Aquí tienes algunos consejos útiles:

- Momentos solos. Busca un hueco para iros a cenar los dos solos, en plan novios, o para ir al cine o al teatro. En definitiva, reservaos una noche a la semana para la pareja, para poder hablar de vuestras cosas y volver a recuperar vuestra relación de antes de la llegada de vuestro hijo. Buscad canguro, arreglaos, poneros guapos, ¡y a disfrutar!

- Conversaciones variadas. Intenta que todas vuestras conversaciones del día a día no giren en torno al bebé. Eso es complicado al principio, ya verás. Tú llevarás todo el día sola con el bebé, tu pareja llegará de trabajar y le preguntarás qué tal el día un poco porque toca. Luego te pondrás a contarle que si en la toma de las 16 horas el peque ha vomitado o que si no ha hecho cacas en todo el día... A todas nos ha pasado. Está claro que tendréis conversaciones de este tipo, pero esfuérzate para que no sean las únicas. ¡Seguro que tienes muchas más cosas que comentar con tu pareja!

- **Tareas repartidas.** Repartid bien las tareas en casa: hay que hacer equipo, no pretendas cargar con todo. En la sociedad actual se acabó lo de que la mujer es la que cría a los hijos y lleva la casa. Si estás con lactancia materna habrá muchas cosas del bebé que sólo las podrás atender tú, pero no todas. Organizad vuestra casa para que ambos os impliquéis en todo, en el cuidado del bebé y en la intendencia doméstica.

- **Retomar el sexo.** Y luego está el tema del sexo, que sí, que las relaciones sexuales existen, en serio. Aunque ahora mismo en tu vida es algo que te apetece más bien poco, una vez pasadas

¿Cómo has de reintroducir el sexo en tu día a día?

Las primeras veces después de haber dado a luz es normal que las relaciones no sean tan placenteras como antes. Con mucha paciencia, cariño y amor, poco a poco todo irá mejorando. No tengas miedo, ¡no te va a doler!

Si estás con lactancia materna es normal que notes menos lubricación. Utiliza un lubricante de farmacia y ya verás que te va muy bien. Asimismo, puede que notes la libido absolutamente por los suelos, es algo también natural (durante la lactancia tu cuerpo «se protege» de un nuevo embarazo, y el mantener la libido muy baja es un elemento más de esa protección). Intenta poner de tu parte, buscar momentos especiales y dejarte llevar.

En las sesiones de fisioterapia postparto aprenderás a controlar tu musculatura de la zona pélvica, aprovecha esos ejercicios y verás cómo eres capaz de controlar mejor tu musculatura vaginal durante las relaciones, lo que puede hacer que se vuelvan más placenteras.

seis semanas del parto, podrás volver a retomar las relaciones sin problemas. Y mi consejo es que lo hagas, que busques un rato para recuperar vuestra vida sexual y que no lo demores demasiado. El sexo es algo que cuanto más lo practicas, más ganas tienes de hacerlo, y lo mismo al revés: si lo vas arrinconando de tu día a día, al final casi te olvidas de que existe. Y no puede ser, eres joven, tienes pareja y el sexo es algo que une, une mucho.

Tu vida profesional

Plantéate cómo quieres retomar tu carrera profesional. Aprovecha esta época de baja maternal, que es como un punto de inflexión, para analizar tu situación laboral: ¿estás contenta?, ¿trabajas de lo que te gusta? Recuerda esta frase: «Elige un trabajo que te guste, ¡y no tendrás que trabajar ningún día de tu vida!».

Infórmate en tu empresa de las opciones que tienes a tu vuelta, de tus derechos como madre trabajadora: ¿quieres seguir con el mismo horario al reincorporarte o prefieres solicitar una reducción? ¿Cómo funciona el teletrabajo en tu empresa cuando tienes niños pequeños a tu cargo? Asimismo, valora si quieres seguir donde estás o si te apetece darle un nuevo rumbo a tu carrera, es un muy buen momento para dar ese salto.

Y si no tienes muy claro cómo enfocar tu futuro profesional, un consejo: pide una excedencia y aprovecha el tiempo para formarte, para reciclarte y para estudiar. Ten en cuenta la importancia de la digitalización si quieres entrar de nuevo en el mercado laboral, formarte en ese ámbito me parece básico.

*L*o de no dormir seguido por las noches ya lo has asumido e integrado totalmente. Ya te manejas mucho mejor con tu bebé, eres capaz de cambiarle el pañal en cualquier sitio y se te han ido los miedos del principio.

Semana tras semana, verás como el bebé va ordenando su sueño, es normal que a los pocos meses haga una siesta por la mañana, otra antes de comer y otra después, y una más antes de la bañera. Sucesivamente irá eliminando alguna de estas siestas cortas y acabará durmiendo sólo un rato por la mañana y otro por la tarde.

Con las tomas sucederá lo mismo, iréis cogiendo un ritmo de cada tres horas aproximadamente durante los dos o tres primeros meses. Luego, poco a poco, se irán espaciando hasta hacerse cada cuatro horas. Con la lactancia materna es probable que se despierte más por las noches que si le das el biberón. Cuando vayas introduciendo alimentación complementaria, verás que lo de organizar un horario de desayuno, comida, merienda y cena te será más fácil. Y en cuanto al dormir, ahí ya depende de cada bebé, los hay que enseguida aguantan unas seis horas sin comer y los que siguen queriendo alimento cada tres o cuatro horas durante muchos meses.

Un apunte positivo: a pesar de que te tengas que despertar de madrugada a dar el pecho a tu bebé, verás que esa toma de las 5-6 horas de la mañana suele ser muy fácil, el bebé está relajado, mama bien, se duerme rápido y tu también. ¿El motivo? ¡Las hormonas! Nuestro cuerpo es muy sabio y durante las tomas nocturnas la secreción de oxitocina es mayor, lo que favorece esta toma tan armónica y pacífica, acabarás disfrutándola, ¡ya verás!

Se te va a caer la baba con todos y cada uno de sus progresos: sus primeras sonrisas, cuando veas que es capaz de darse la vuelta, cuando logre sentarse solito por primera vez... En fin, que no podrás parar de mirar y adorar a tu bebé y todas sus monerías.

Serás capaz de identificar varios tipos de llanto del *peque*: si llora porque tiene hambre, porque tiene sueño, porque tiene el pañal sucio, porque le duele algo, porque está aburrido... Sólo escuchándole sabrás lo que le pasa.

El pediatra va a convertirse en tu nuevo mejor amigo durante los primeros meses de vida de tu bebé. Sí, ¡tu ginecólogo pasará a un segundo plano para dejar sitio al pediatra! Aprovecha cada una de las visitas y, como ya te he dicho en varias ocasiones a lo largo del libro, hazte listas de dudas y cosas que te preocupan para podérselas preguntar cuando le veas.

⁓🙖⁓

Tu parcela personal

Una recomendación que igual te parece un poco frívola, pero que para mí no lo es: ¡no te olvides de ti misma durante estos meses! ¿Sabes una cosa? Si no te cuidas tú, nadie lo hará por ti, así que, mímate, mima tu cuerpo y tu mente. Es cierto que el bebé acapara prácticamente todo tu tiempo, pero, de verdad, es básico que encuentres tiempo para otras cosas como:

• Cuidados de belleza. Depilación, peluquería, manicura... Sentirse guapa por fuera ayuda a levantar el ánimo y el cansancio a cualquiera, algo clave durante los meses postparto en los que no vas a dormir mucho. Así que búscate un hueco para ir a tu centro de estética y para un buen corte de pelo, ¡te ayudará a sentirte fantástica!

- **Tus amigas.** Sal a cenar fuera algún día con tu grupo de siempre, aprovecha para pasear con esa amiga que también está de baja maternal... Es básico encontrar momentos para desconectar del mundo bebé y poder hablar de cosas que te divierten, te interesan y te hacen sentir que, además de madre, sigues siendo tú misma.
- Algún *hobby*. Durante la baja maternal verás que, si te organizas bien, te quedará tiempo para ti, pues el bebé duerme siestas y a ratos será su padre quien estará pendiente de él. Aprovecha esos momentos para hacer algo que te guste de verdad, algo totalmente tuyo, que te llene. Busca tiempo para leer, para hacer alguna actividad que te obligue a darle al coco o que te mantenga entretenida. ¡Verás lo bien que te sienta!

Con estos consejos para afrontar de la mejor manera posible esta maternidad temprana acaba este libro que he escrito con tanta ilusión. Espero sinceramente que te haya sido útil y que te haya servido para entender una cosa: ¡la maternidad es una experiencia alucinante que has de disfrutar con los cinco sentidos!

Yo creo que he hecho muchas cosas de las que me siento orgullosa a lo largo de mi vida, que han requerido todo mi esfuerzo y atención, pero, sin dudarlo, ser madre es lo que más satisfacciones me ha dado y de lo que más orgullosa me siento. ¡Ojalá haya sabido transmitirte con este libro varios de los sentimientos que vas a experimentar a lo largo de este camino que acabas de empezar!

12

DICCIONARIO
DEL EMBARAZO

*Para que conozcas
los términos médicos más frecuentes*

AAS: ácido acetil-salicílico. Es la clásica aspirina. En embarazadas la podemos utilizar como tratamiento preventivo de complicaciones vasculares en el caso de que tengan una historia de abortos de repetición, antecedentes de preeclampsia o feto con crecimiento intrauterino restringido en embarazos anteriores. También se utiliza en pacientes que, en el primer trimestre de embarazo, tienen un riesgo elevado de desarrollar preeclampsia o en mujeres con muchos miomas uterinos que les pueden causar dolor durante el embarazo.

Ácido fólico: es una vitamina hidrosoluble del grupo de las vitaminas B. Se almacena en el hígado y tiene un papel importante en la formación de ciertas proteínas estructurales y de la hemoglobina. Durante el embarazo se recomienda una ingesta adecuada de ácido fólico por su papel fundamental durante la formación del sistema nervioso central y la médula espinal del feto. Se encuentra en verduras de hoja verde, en cereales, algunos frutos secos y en legumbres. Lo más normal es que durante el primer trimestre del embarazo tu ginecólogo te recomiende tomar un comprimido de ácido fólico al día y también sería bueno que lo tomaras durante dos o tres meses antes de ponerte a buscar el embarazo.

Altura uterina: la determinación de la altura uterina es un examen físico que se realiza a las embarazadas en consulta para poder valorar si el feto va creciendo acorde a las semanas de gestación. Lo cierto es que hoy en día ha caído un poco en desuso, sobre todo desde que realizamos ecografías más frecuentemente, pero una buena medición de la altura uterina resulta muy orientativa sobre el correcto crecimiento del bebé. La altura uterina se mide con una cinta métrica desde el borde superior del pubis hasta el fondo del útero. Hay unas tablas de referencia que indican si la altura que medimos corresponde a las semanas de embarazo. Hay diferentes motivos que pueden interferir en dichas mediciones, como por ejemplo la obesidad materna, la presencia de miomas en el útero o los embarazos gemelares.

Amenorrea: ausencia de la regla durante varias semanas. De hecho, el embarazo se cuenta en semanas de amenorrea, es decir, en semanas sin regla. Cuando una paciente está de ocho semanas, quiere decir que hace ocho semanas que tuvo la última regla.

Amniorrexis: término médico que se utiliza para referirse a la ruptura de la bolsa de las aguas. El clásico «ha roto aguas» en lenguaje obstétrico sería «amniorrexis espontánea».

Amniocentesis: técnica invasiva de diagnóstico prenatal realizada bajo control ecográfico que se realiza con el fin de obtener una muestra de líquido amniótico. Antiguamente se hacía en torno a la semana 16 de embarazo a todas las mujeres de más de 37 años por considerarse que tenían un alto riesgo de presentar alteraciones cromosómicas en el feto. Hoy en día, teniendo un screening de primer trimestre que nos ofrece muy buenos resultados y un TPNI (test prenatal no invasivo en sangre materna) con resultados aún mejores, la amniocentesis se reserva para aquellos casos en los que vemos malformaciones ecográficas evidentes o en los casos en los que queremos descartar una posible infección fetal.

Anemia: baja concentración de hemoglobina. Esta se encuentra en los glóbulos rojos y es la encargada de transportar el oxígeno a los tejidos. Cuando hay anemia, la persona suele encontrarse más cansada, con el pulso algo acelerado y con tendencia a marearse. En el embarazo es relativamente frecuente tener anemia y una de las primeras medidas para combatirla es la administración de suplementos de hierro.

APP: amenaza de parto prematuro. No todas las pacientes que presentan un episodio de amenaza de parto prematuro acabarán dando a luz antes de hora, por eso es importante conocer cuáles son los signos de alarma de APP y acudir a urgencias en caso de notarlos (sensación de barriga dura acompañada de dolor tipo regla que ocurre con una cadencia muy marcada y no cede con el reposo). Ante una paciente con diagnóstico de APP pondremos en marcha toda una serie de medidas terapéuticas encaminadas a intentar frenar esas contracciones y lograr alargar la duración de la gestación.

Array-cgh: También se llama cariotipo molecular. A nivel muy sencillo, es como una foto de alta precisión de los cromosomas que permite ver fragmentos de su «interior» (los genes) y, por tanto, nos permite diagnosticar síndromes genéticos que con un cariotipo convencional no veríamos. Podríamos decir que tiene un rendimiento superior al cariotipo de un 5% aproximadamente.

Asinclitismo: es un término que hace referencia a la posición de la cabeza fetal en la pelvis durante el trabajo de parto, y significa que la cabeza está un poco ladeada u oblicuada. Esta colocación del feto en la pelvis puede entrar dentro de lo normal durante su proceso de descenso por la pelvis materna, pero, en ocasiones, enlentece mucho la fase final del parto. ¿Y cómo se detecta? Mediante un tacto vaginal que realiza el obstetra o la matrona durante el parto. En muchas ocasiones el propio bebé va corrigiendo poco a poco esta posición, pero hay veces que será necesario intervenir y puede ser que el obstetra decida instrumentar el parto para lograr esta corrección (es decir, que en determinados casos de asinclitismo podría ser necesario aplicar un fórceps).

Astenia: palabra médica para decir cansancio. Algo muy habitual en el embarazo. Si en algún informe lees «astenia severa», simplemente quiere decir «cansancio extremo».

Atonía uterina: falta de contracción e involución uterina fisiológica después del parto, lo que puede conllevar una hemorragia materna importante. Una vez ha salido el bebé y la placenta, el útero inicia un proceso de contracción e involución que garantiza el cese de la pérdida de sangre por parte de la madre a través del lecho placentario. En un 5-10 % de los partos este mecanismo fisiológico falla, dando lugar a una atonía postparto. Esto puede provocar una hemorragia postparto, que puede ser grave para la madre. Hay factores predisponentes a este fenómeno, como son la obesidad, los partos prolongados, los partos gemelares o los partos de bebés con peso por encima de los 4 kilos. Existen mecanismos de prevención que los obstetras ponemos en marcha una vez ha salido el bebé, como por ejemplo la administración de oxitocina endovenosa para ayudar al útero a contraerse.

Biopsia de corion: es una técnica invasiva de diagnóstico prenatal que se realiza entre la semana 11 y 13 de embarazo, aproximadamente. Se puede realizar tanto por vía abdominal como por vía vaginal. Consiste en la obtención de un trocito de tejido placentario (vellosidades coriales). Analizando dicho material en el laboratorio, podremos obtener información de la dotación genética del feto. Solemos indicarla cuando tenemos una alta sospecha de patología fetal. Tiene una tasa de complicaciones entorno al 0,5 %.

Calostro: líquido seroso y amarillento que se secreta por el pecho durante las últimas semanas del embarazo y los primeros días después del parto. Cuando el recién nacido empieza a mamar, lo que ingiere es este calostro, rico en hidratos de carbono, grasas, proteínas e inmunoglobulinas (defensas). A las 48-72 horas del parto se suele producir la subida de la leche, con lo que el calostro desaparece.

Candidiasis vaginal: infección vaginal causada por unos hongos denominados *Cándida albicans*. Es una infección muy frecuente del tracto genital de la mujer y cursa con aparición de un flujo blanquecino y espeso que se acompaña de picor genital. Aparece cuando hay cambios en la flora vaginal normal y en el pH vaginal y es relativamente habitual que ocurra en el embarazo. Se trata con óvulos vaginales (como un supositorio, pero vía vaginal) y con crema para los genitales externos. Existe un tratamiento oral, pero en el embarazo está contraindicado.

Cariotipo: Es una «foto» del total de cromosomas que tiene el feto. Si todo es normal, tendrá 46 cromosomas y todos bien agrupados y ordenados en parejas. Los fetos femeninos tienen una fórmula 46 XX, los masculinos son 46 XY. Cuando hay un síndrome de Down, en vez de tener dos cromosomas 21 el feto tendrá tres cromosomas 21.

Cerclaje cervical: sutura del cuello del útero con puntos de sutura irreabsorbible que se lleva a cabo en pacientes con diagnóstico de insuficiencia cervical y con antecedentes de abortos tardíos. Es un procedimiento ambulatorio que se realiza en quirófano, bajo sedación. Se pretende conseguir que el cuello del útero se mantenga cerrado durante toda la gestación y así evitar el riesgo de abortos tardíos o prematuridad. Se puede realizar de forma programada a principio del embarazo en pacientes con antecedentes de abortos tardíos o bien de rescate en la segunda mitad de la gestación en el caso de pacientes que borran el cuello del útero por debajo de los 10 mm.

Cérvix: es el cuello del útero. Una especie de cilindro muscular, rígido, cerrado y largo que, durante el embarazo, tiene por función mantener el contenido uterino (es decir, el bebé) en su sitio hasta el final. Al iniciarse el trabajo de parto, el cérvix se reblandece, se acorta y se dilata. Cuando está prácticamente borrado y a unos 3 cm de dilatación, suele empezar el trabajo de parto.

Ciática: dolor en el territorio del recorrido del nervio ciático (desde la zona lumbar o glútea hasta la rodilla por la parte posterior de la pierna). Esto ocurre por compresión o lesión de alguna de las terminaciones nerviosas del nervio ciático. Sucede de forma relativamente frecuente en el embarazo por los cambios anatómicos fisiológicos que se producen en la pelvis materna debido al crecimiento uterino y por el adelgazamiento de la capa protectora de los nervios, la mielina, fenómeno también acentuado durante el embarazo. ¿Solución? Ejercicio suave como natación, fisioterapia, paracetamol, calor local, no aumentar mucho de peso y suplementos vitamínicos ricos en vitamina B para intentar que la mielina no siga adelgazando (pues la vitamina B es uno de sus principales componentes).

CIR: crecimiento intrauterino restringido. Los fetos CIR son aquellos que tienen un crecimiento por debajo del percentil 3 o bien por debajo del percentil 10, pero con alguna alteración en los flujos vasculares (el paso de sangre a través de las arterias del cordón umbilical y los principales vasos sanguíneos de su organismo). Estos fetos requieren controles ecográficos semanales y, probablemente, una inducción del parto alrededor de la semana 37 de embarazo.

Cloasma: son unas manchas hiperpigmentadas que aparecen en la piel de la cara y el escote. Se localizan sobre todo en pómulos, frente y labio superior. Si bien hay un componente genético en la tendencia a la aparición de dichas manchas, el embarazo y su estímulo hormonal, junto a una excesiva exposición solar, favorecen su aparición. También se puede sufrir cloasma cuando se están tomando anticonceptivos hormonales. Es cierto que las manchas tienden a ir desapareciendo lentamente tras el embarazo, pero en los siguientes se podrían reactivar. Para prevenirlo, hay que utilizar una crema protectora solar alta y evitar la exposición directa al sol en la cara y el escote durante todo el embarazo.

Contracciones de Braxton-Hicks: son contracciones esporádicas del útero que aparecen a partir de la segunda mitad del embarazo. Normalmente son indoloras y van acompañadas sólo de una sensación de que la barriga se endurece, pero nada más. En las últimas semanas del embarazo (a partir de la semana 32-34) pueden empezar a ser molestas y, en el último mes, pueden incluso ser dolorosas. A diferencia de las contracciones de parto, no se hacen rítmicas ni se acorta el tiempo de latencia entre una y otra. Por lo general, la embarazada es capaz de diferenciarlas de las verdaderas contracciones de parto, pero en el caso de no tenerlo claro lo mejor es acudir a Urgencias y someterse a un registro cardiotocográfico (CTG) para registrarlas y a un tacto vaginal si fuese necesario para valorar la consistencia y dilatación del cuello del útero.

CTG: registro cardiotocográfico fetal o monitorización de la actividad cardíaca del feto. Popularmente en el argot de embarazadas se conoce con el nombre de «monitores» o «correas».

Cultivo de streptococo: es una prueba que se realiza en el tercer trimestre del embarazo, hacia la semana 36, para saber si la madre es portadora o no en su flora vaginal o rectal de una bacteria que se llama *Streptococcus agalactiae*. Esta bacteria es inofensiva para las pacientes portadoras, pero puede provocar infecciones neonatales si el bebé pasa por el canal del parto y la madre no ha recibido tratamiento. Así pues, si la madre es portadora de esta bacteria, se decidirá la administración de antibióticos el día del parto.

DBP: diámetro biparietal. Diámetro latero-lateral de la cabeza del bebé. Es decir, distancia entre ambos huesos parietales (por encima de las orejas). Sirve para estimar el tamaño de la cabeza del bebé de cara al momento del parto y también se utiliza en la fórmula de estimación del peso del bebé en las ecografías de control de crecimiento.

Desproporción pelvi-fetal: situación en la que el bebé no puede pasar por el canal del parto porque no existe una adecuada correlación entre los diámetros de la pelvis y los de la cabeza fetal. Es decir, esto ocurre cuando la cabeza fetal es demasiado grande para adaptarse al canal del parto materno (a su pelvis), o bien cuando la pelvis materna es demasiado pequeña para que la cabeza pueda pasar a través de ella. En los casos en los que se diagnostica una desproporción pelvi-fetal se realiza una cesárea de recurso. Esto sucede cuando en el trabajo de parto, estando ya en dilatación completa, no hay descenso de la cabeza fetal por la pelvis materna tras tres horas de contracciones efectivas de parto en el caso de un primer parto o tras dos horas si es una paciente con uno o más partos anteriores.

Diástasis de rectos: separación entre el lado derecho e izquierdo del músculo recto del abdomen, que es el músculo que recubre la parte ventral del abdomen. Es frecuente en embarazadas que aumentan mucho de peso, que han tenido varios embarazos o con embarazo múltiple. No conviene hacer ejercicio brusco que implique la musculatura abdominal durante el embarazo y tampoco en el puerperio. Por eso, en el postparto se aconseja una valoración abdominal por parte de un fisioterapeuta experto, hacer abdominales hipopresivas y evitar la tonificación muscular excesiva del abdomen, para permitir que, de manera fisiológica y poco a poco, la diástasis vaya corrigiéndose.

Dinámica uterina: es la manera que tenemos los ginecólogos de decir contracciones, ¡así de simple!

DIPS: desaceleraciones del latido fetal en el registro cardiotocográfico. Normalmente, durante el trabajo de parto se realizará una monitorización del latido del corazón de tu bebé, para ver cómo está tolerando las contracciones y el transcurso del parto. Es frecuente que aparezcan DIPS o desaceleraciones a lo largo de dicha monitorización. Hablamos de DIPs tipo I cuando el descenso del ritmo cardíaco del bebé coincide con la contracción uterina (y no suele ser preocupante) y de DIPs tipo II cuando dicho descenso del latido aparece segundos después de la contracción uterina. Estos DIPs tipo II suelen ser un signo de que el bebé está empezando a cansarse, así que si se repiten en un corto espacio de tiempo, lo habitual es realizar alguna prueba adicional para comprobar el bienestar fetal.

Dispareunia: molestias o dolor con las relaciones sexuales, ya sea durante o después de haberlas mantenido. A lo largo del embarazo, debido a la hipervascularización y ligero edema de la mucosa vaginal, es relativamente normal tener estas molestias. En el postparto también es uno de los problemillas que puede aparecer: entre el miedo y la tensión involuntaria por estar convencida de que la penetración va a ser dolorosa y la disminución de la libido propia de los primeros meses del puerperio, puede ser que necesites comentarle a tu fisio que notas molestias con las relaciones. Seguro que trabajándolo, conseguirás que poco a poco tus relaciones vuelvan a ser plenamente satisfactorias.

Doppler: la ecografía doppler es un tipo de ecografía con la que se puede estudiar el flujo a través de diferentes vasos sanguíneos. Generalmente se obtiene información sobre la velocidad del flujo de sangre y la dirección de la misma. Hoy en día es una práctica clínica habitual y, en combinación con la ecografía tradicional, permite estudiar el bienestar fetal intraútero. Para el control del feto con un crecimiento intrauterino restringido o del feto pequeño para la edad gestacional, se suele realizar una ecografía doppler cada 7-14 días.

DPPNI: desprendimiento prematuro de placenta normoinserta. Es una patología grave que consiste en que la placenta se despega de la pared uterina. Esto provoca un sangrado oscuro (de hematoma), generalmente dolor a la madre y puede conllevar problemas graves al feto, pues esa placenta dejará de realizar su trabajo de oxigenación y aporte de nutrientes.

Edemas: inflamación de los tejidos blandos por paso de líquido del interior de los vasos sanguíneos al espacio intersticial. Son muy frecuentes en el embarazo, pues aumenta la retención de líquidos y empeora la circulación venosa. Los lugares más frecuentes de aparición son los tobillos y las piernas.

Electrocardiograma: es un gráfico en el que se registran los movimientos del corazón y su actividad eléctrica. Se obtiene gracias a un aparato que se llama electrocardiógrafo. Durante el embarazo, de forma fisiológica, el trazado de actividad cardíaca que se registra en el electrocardiograma puede variar respecto a cuando no se está embarazada. Es habitual que a lo largo del período de gestación, tu médico te pida un electrocardiograma. Se trata de una prueba totalmente indolora, que aporta mucha información sobre el funcionamiento de tu corazón y que el anestesista querrá consultar antes de ponerte la anestesia el día del parto.

Embarazo ectópico: es un embarazo en el que el embrión se implanta fuera del útero. Ocurre en aproximadamente un 1 % de los embarazos. La localización más frecuente suele ser la trompa de Falopio, pero también se pueden encontrar en el ovario o en la cicatriz de una cesárea anterior, por ejemplo. Los síntomas más frecuentes son dolor intenso y pérdidas de sangre vía vaginal en las primeras semanas de embarazo. El diagnóstico se lleva a cabo mediante una ecografía y frecuentemente haciendo una determinación del valor de la ß-HCG (hormona del embarazo) en sangre. El tratamiento será individualizado, teniendo en cuenta las circunstancias de cada paciente, y puede ser médico (con una inyección intramuscular de un fármaco que se llama metotrexate) o bien quirúrgico para extraer la trompa afectada (normalmente por laparoscopia).

Entuertos: contracciones bruscas y dolorosas del útero que ocurren durante los primeros días del postparto. Son más frecuentes en las mujeres con más de un parto. Ocurren, sobre todo, durante los momentos en que la madre está dando el pecho o tiene al recién nacido en su regazo. Al succionar el pezón, se desencadena un reflejo (llamado reflejo de Ferguson) que hace que la hipófisis de la madre (una glándula de la base del cerebro) segregue oxitocina, lo que comportará la aparición de estas contracciones dolorosas. Cuando estás dando de mamar a tu bebé o lo sostienes muy cerquita de tu pecho es cuando tu cuerpo se da cuenta de que ya no estás embarazada y pone en marcha un mecanismo para que el útero vuelva a su tamaño habitual.

Episiotomía: incisión quirúrgica que practica el obstetra en el periné materno durante el expulsivo de la cabeza fetal en el parto para ampliar la cavidad vaginal. Se realiza desde la horquilla vulvar en dirección al ano, normalmente en diagonal. Cuando la realizamos es porque prevemos que se producirá un desgarro vaginal incontrolado de difícil reparación y sutura. Es más frecuente en un primer parto que en los subsiguientes, si bien es cierto que su práctica está descendiendo de forma muy importante en los últimos años. La realización de un masaje perineal a partir de la semana 32-34, la práctica de deporte y el mantenerse en forma a lo largo de toda la gestación son factores que pueden ayudar a una distensión del periné más fácil, lo que conllevaría que no fuese necesario realizar una episiotomía.

Epistaxis: hemorragia o sangrado nasal. Es relativamente frecuente en el embarazo, especialmente en el tercer trimestre. Se debe al aumento de riego sanguíneo en los pequeños capilares o vasos sanguíneos de la mucosa nasal. No suele entrañar ninguna gravedad, pues, por lo general, se trata de sangrados leves y transitorios. No obstante, si se repite de forma frecuente, deberías consultar a un otorrinolaringólogo.

FOD: fiebre de origen desconocido, por encima de 38 °C y sin un foco evidente. En el caso de estar embarazada, lo más probable es que se indique el ingreso hospitalario de la paciente para completar el estudio de dicha fiebre. Como mínimo se realizará una analítica de sangre, un sedimento de orina, una radiografía de tórax y quizás se puede plantear una amniocentesis para valorar si hay infección del líquido amniótico o no.

Fontanela: las fontanelas son una especie de huecos blandos en la cabeza del bebé que se sitúan en los puntos donde se juntan los huesos del cráneo, y están recubiertos por una membrana fibrosa. El hecho de que el cráneo del bebé no esté sellado en el momento de nacer facilita su salida por el canal del parto, ya que permite que la cabecita se moldee durante el descenso por la pelvis materna. Las fontanelas se van cerrando durante los dos primeros años de vida del bebé y posibilitan el crecimiento del cerebro. Esta sería la «base científica» del dicho común de que a un bebé no se le puede tocar la cabeza porque es muy frágil. En el cráneo fetal palpamos dos fontanelas, la mayor o anterior y la menor o posterior. A los obstetras tocar estas fontanelas durante el trabajo de parto nos permite orientarnos sobre cómo está bajando el bebé por la pelvis de su madre.

FUR y FPP: son unas siglas que con frecuencia verás escritas en algún informe o las oirás decir a tu ginecólogo. FUR significa «fecha de la última regla», y en base a ella se calculan las semanas de embarazo y se organizan todas las pruebas necesarias de control del mismo. FPP es la «fecha probable de parto», y se pone en el día que el embarazo cumple 40 semanas de amenorrea.

Gel de prostaglandinas o prepidil: es una de las maneras que tenemos para preparar el cuello del útero durante la inducción del parto. Consiste en un gel que se aplica con una jeringa vía vaginal y se dispensa alrededor del cuello uterino. Se deja actuar durante unas seis horas con el objetivo de madurar el cuello y que luego el trabajo de la oxitocina sea más efectivo.

Gingivitis: es la inflamación de las encías y afecta entre el 40 y el 80 % de las embarazadas. Se produce debido a los cambios hormonales propios de la gestación y a la hipervascularización de los capilares sanguíneos. Si no se cuida la higiene bucal en el embarazo, la gingivitis puede evolucionar a una infección periodontal (de las encías y de las diferentes estructuras adyacentes a los dientes), lo que puede conllevar la aparición de caries o bien destrucción del tejido de las encías. Por eso, es importantísimo mantener una buena higiene bucodental en el embarazo y cepillarse los dientes varias veces al día. Además, está indicado acudir al dentista una o dos veces a lo largo de la gestación.

Hematoma retrocorial: es la causa más frecuente de sangrado del primer trimestre del embarazo, pues afecta a casi el 5 % de las gestaciones en las primeras semanas. Consiste en un acúmulo de sangre (hematoma) entre la pared uterina y el corion. El corion es como una membrana que recubre el saco del embarazo y que acabará dando lugar a la placenta. Se diagnostica mediante ecografía, de hecho es la alteración ecográfica más frecuente en el primer trimestre. Si se acompaña de síntomas (pérdidas o sangrado), el ginecólogo indicará reposo durante una o dos semanas para luego realizar un nuevo control ecográfico. También puede prescribir un tratamiento con progesterona para minimizar el riesgo de aborto en el primer trimestre.

Hemograma: análisis de sangre para evaluar el estado de las tres series celulares de la sangre: los glóbulos rojos o eritrocitos, los glóbulos blancos o leucocitos y las plaquetas. En el embarazo se realiza una analítica de sangre en cada trimestre.

Hiperemesis gravídica: náuseas y vómitos del primer trimestre. Este término se utiliza para referirse a aquellas pacientes con náuseas y vómitos invalidantes y que les afectan seriamente en su día a día.

Ictericia neonatal: color amarillento característico que adquiere la piel y las mucosas del recién nacido debido a un acúmulo de bilirrubina en su sangre. Es muy frecuente y afecta a casi el 60 % de los bebés a término y a un 85 % de los prematuros. Normalmente es algo leve, transitorio y de fácil resolución. Es muy típico que cuando te den el alta del bebé el pediatra te recomiende que lo expongas un ratito cada día a la luz del sol para prevenir la aparición de icteria. En ocasiones, el bebé puede requerir fototerapia (tratamiento con radiación lumínica que logra transformar la bilirrubina en una forma más hidrosoluble y fácilmente eliminable).

ILA: índice de líquido amniótico. Técnica ecográfica empleada para valorar la cantidad de líquido amniótico presente en un momento determinado del embarazo. Se realiza sumando la columna máxima de líquido de los cuatro cuadrantes en los que se puede dividir la cavidad uterina. Se considera normal todo ILA que se encuentre entre 5 y 25 cm. Cuando hay menos de 5 cm de líquido amniótico, se habla de «oligoamnios» (poca cantidad de líquido) y, cuando hay más de 25 cm, de «polihidramnios» (exceso de líquido amniótico).

IMC: índice de masa corporal. Fórmula matemática que tiene en cuenta la altura y el peso para poder estimar de una manera más objetiva si el peso de una persona es el adecuado. Es decir, no es lo mismo pesar 65 kg si mides 1'75 m (peso normal), que pesar 65 kg si mides 1'55 cm (sobrepeso).

Incremento ponderal: o, lo que es lo mismo, aumento de peso. Es decir, cuando oigas una expresión como incremento ponderal excesivo, ¡malo! Significa que estás ganando demasiado peso. Mis pacientes puede que lo oigan más de la cuenta, porque soy bastante estricta con este tema.

Inducción del parto: conjunto de procedimientos que ponemos en marcha los obstetras con el objetivo de desencadenar contracciones de parto en la embarazada. Los motivos que pueden llevar a inducir o provocar un parto son diversos: sospecha de que el feto está empezando a estar incómodo intraútero, aparición de complicaciones médicas en la madre que aconsejan finalizar el embarazo o bien embarazos cronológicamente prolongados (es decir, que duran más de 41 semanas). El objetivo es conseguir un parto vaginal, pero es cierto que, en ocasiones, no se logra, por lo que el riesgo de acabar en cesárea es algo más elevado que cuando una paciente empieza de forma espontánea el trabajo de parto.

Infección congénita: es una infección que la madre transmite a su hijo antes del nacimiento. La vía clásica de infección es la transplacentaria, pero también puede ocurrir en el canal del parto durante el trabajo de parto. Ejemplos de infecciones congénitas son toxoplasmosis, citomegalovirus, parvovirus B19, herpes simple, varicela, HIV, hepatitis B y C, y rubéola.

ITU: infección del tracto urinario. Es decir, infección de orina.

LAN: líquido amniótico normal. Son unas siglas que utilizamos frecuentemente en los informes de las ecografías para referirnos a que la cantidad de líquido amniótico está dentro de los valores normales.

Lanugo: vello fino y aterciopelado que recubre el cuerpo del feto y le sirve de protección o barrera aislante, ya que apenas tiene casi grasa subcutánea. Hacia el final del embarazo empieza a desaparecer, pero es frecuente que el recién nacido todavía nazca con lanugo en la espalda, hombros y brazos. Durante las primeras semanas de vida terminará de irse.

Línea alba: línea fibrosa que recorre en sentido vertical la pared del abdomen, entre los dos músculos rectos del mismo. Es de color blanquecino, pero en el embarazo, debido a los cambios hormonales, puede adquirir una coloración amarronada e incluso la piel que la recubre puede oscurecerse.

LOAI: legrado obstétrico aspirativo e instrumental. Procedimiento obstétrico guiado por ecografía que se realiza para vaciar el contenido del útero cuando se diagnostica una gestación no evolutiva en el primer trimestre del embarazo.

Loquios: secreción vaginal fisiológica que ocurre durante el puerperio. Es una pérdida de sangre y algo de moco que dura unas 4-6 semanas. Normalmente, las pérdidas son más abundantes durante las dos primeras semanas después del parto, pero pueden perdurar de forma intermitente durante todo el puerperio.

Macrosoma: bebé con un peso estimado por encima de los cuatro kilos al término del embarazo o por encima del percentil 95 en las ecografías de control de crecimiento. Es decir, un bebé grande. Si se detecta en la ecografía del tercer trimestre, se mira que la causa no sea una diabetes gestacional en la madre y se hacen controles ecográficos algo más frecuentes. Si el peso fetal a término está estimado por encima de los cuatro kilos y medio, se debería proponer a la madre una cesárea por los riesgos que podría conllevar el parto vaginal.

Maniobra de Hamilton: tacto vaginal que se realiza en embarazadas a término, que consiste en intentar despegar las membranas de la bolsa de líquido amniótico de la pared uterina. Esta maniobra desencadena una liberación natural de prostaglandinas, lo que puede conllevar a que se inicie el trabajo de parto a lo largo de las 48 horas siguientes. Puede ser un tacto vaginal un poco doloroso, que provoque un pequeño sangrado en la madre y la aparición de contracciones molestas inmediatamente después. Realizar esta maniobra en casos seleccionados puede ayudar a que el parto se desencadene de forma natural y tiene un papel positivo al evitar algunas inducciones del trabajo de parto.

Mastitis: infección e inflamación del pecho. Es una complicación relativamente frecuente de las madres que dan lactancia materna y, si se diagnostica a tiempo, no suele ser complicada. Para solucionarla se requiere tratamiento antibiótico y antiinflamatorio, que lo debe indicar siempre un médico. Su aparición no contraindica la lactancia materna. Los síntomas más frecuentes son calor local, enrojecimiento de la piel del pecho, endurecimiento del mismo y fiebre. Es más habitual en las primeras semanas postparto.

Meconio: son las primeras heces del recién nacido. Es una secreción viscosa, de color verde oscuro o casi negro, que el bebé expulsará durante las primeras 24-48 horas de vida. En ocasiones, durante el trabajo de parto se pueden observar las aguas teñidas de color verde: esto es un signo de que el feto ha expulsado meconio estando dentro del útero y puede indicar que está incómodo intraútero.

Metrorragia: sangrado vía vaginal. A veces, en el primer trimestre del embarazo, se pueden tener pequeñas pérdidas. Lo más normal es que la paciente acuda a Urgencias y es muy probable que en el informe ponga el siguiente diagnóstico: «metrorragia de primer trimestre en gestación evolutiva».

NST: test no estresante (otra manera de decir CTG, registro cardiotocográfico fetal o monitorización de la actividad cardíaca del feto).

Nulípara y multípara: una paciente nulípara es aquella que nunca ha parido y una multípara es la que ya ha parido anteriormente. Cuando una paciente nunca ha estado embarazada, hablamos de nuligesta.

Paridad: número total de embarazos que ha tenido una mujer, incluyendo abortos. También se pueden utilizar las siglas TPAL por el inglés *term, preterm, abortion, living* (nacidos a término, nacidos prematuros, abortos, vivos). Por ejemplo TPAL: 2, 0, 1, 2 quiere decir que la mujer ha tenido dos embarazos a término, 1 aborto y tiene 2 hijos vivos.

Parto distócico o instrumentado: es un parto vía vaginal en el que el obstetra ha de intervenir en la extracción fetal con la utilización de algún instrumento (ventosa obstétrica, espátulas o fórceps).

Parto eutócico: parto vía vaginal espontáneo, que no requiere ayuda de ningún instrumento.

PEG: pequeño para la edad gestacional. Los fetos PEG son aquellos que tienen un peso fetal estimado por debajo del percentil 10. Cuando diagnosticamos un feto PEG estableceremos controles ecográficos cada dos semanas, y es probable que indiquemos una inducción del parto a lo largo de la semana 40 de la gestación.

Percentil: si eres más de ciencias, el concepto seguro que te suena. ¿Te acuerdas de la campana de Gauss que representaba la distribución normal de un determinado fenómeno? El percentil 50 es el punto medio de dicha campana y representa aquel valor que deja al 50 % de los resultados por encima y al 50 % por debajo; el percentil 90 es aquel valor que deja al 90 % por debajo y al 10 % por encima. Así pues, un bebé con un peso estimado en el percentil 5 es un bebé pequeño, y un bebé con un peso estimado en el percentil 90 es un bebé grande.

Periné: región anatómica correspondiente al suelo de la pelvis. Superficialmente es la zona que queda comprendida entre la vulva y el ano. Durante el trabajo de parto el periné sufre una tensión muy importante y puede llegar incluso a desgarrarse. Por eso es clave mantener toda la piel perineal y la mucosa vaginal bien hidratadas para garantizar su elasticidad. Lo ideal es hacer masaje perineal con aceite de rosa de mosqueta o de almendras dulces durante cinco minutos al día a partir de la semana 32 de embarazo aproximadamente (yo aconsejo hacerlo dos veces al día, un par de minutos cada vez). Si bien el masaje perineal no es garantía absoluta de no sufrir un desgarro el día del parto o una episiotomía, lo que es seguro es que si el periné está mal hidratado y poco elástico hay más números de tener que hacer una episiotomía o de que se produzca un desgarro.

Pesario obstétrico: es un anillo de silicona que se coloca vía vaginal para intentar mantener el cuello del útero cerrado y en una angulación correcta en casos en los que existe un cuello del útero corto y, por tanto, un riesgo aumentado de prematuridad. Su eficacia está probada en embarazos únicos con cuello por debajo de 25 milímetros de longitud. En los casos en los que se colocó el pesario se logró disminuir la tasa de prematuridad casi un 30 % frente al 6 % en los casos en los que no se hizo tratamiento. Se coloca y se retira en la consulta del ginecólogo y llevarlo no produce efectos adversos en la gestante. Es normal notar un incremento del flujo vaginal, pero no duele ni molesta.

PFE: peso fetal estimado. Al realizar las ecografías de control de crecimiento en el tercer trimestre del embarazo siempre sale en el informe un peso fetal estimado. Para calcularlo, se utiliza una fórmula matemática que se sirve de las siguientes medidas: DBP (diámetro biparietal), circunferencia cefálica (circunferencia de la cabeza del bebé), circunferencia abdominal y LF (longitud del fémur). La estimación del peso del feto puede tener un error de más o menos un 15 %. Conocer este dato sirve de ayuda para organizar los siguientes controles ecográficos y aporta información valiosa para el día del parto.

PH fetal intraparto: determinación del pH de la sangre del feto durante el trabajo de parto. Se realiza tras obtener una muestra de sangre realizando una pequeña punción en su cabecita (a la que se accede a través del canal del parto). Esta muestra se analiza y sirve para valorar el equilibrio ácido-base de la sangre y constatar si el bebé tiene oxigenación y reservas suficientes como para aguantar lo que queda de trabajo de parto. Si se observa que la oxigenación de la sangre fetal no es suficiente, puede ser que el obstetra decida realizar una cesárea.

Pirosis: término médico para referirse a la acidez. Es muy frecuente en el embarazo, sobre todo en el tercer trimestre. Uno de los factores predisponentes es el desplazamiento que se produce del estómago y el esófago debido al aumento de tamaño del útero. Los altos niveles de progesterona que hay durante el embarazo, que provocan un enlentecimiento de las digestiones, también influyen.

Placenta previa: sucede cuando la placenta se implanta en el útero por delante del cuello del útero, lo que imposibilita un parto vaginal. Yo siempre pongo el mismo ejemplo a mis pacientes, porque me parece muy gráfico: el útero es como un globo que se va hinchando a medida que progresa el embarazo. La placenta puede estar implantada en cualquier superficie de ese globo menos delante del nudito (que vendría a ser el cuello del útero).

Planos de Hodge: son una especie de líneas imaginarias que utilizamos los obstetras para determinar cómo va bajando la cabecita del bebé por la pelvis en el momento del parto. Estos planos «dividen» la pelvis materna en cuatro zonas, desde el estrecho superior hasta el inferior. Es como si el bebé tuviese que bajar cuatro escalones por la pelvis durante el trabajo de parto. Cuando la cabecita está en un primer o segundo plano, aún está demasiado alta para nacer; cuando está en un tercer plano, el bebé está a punto de nacer, y cuando está en un cuarto plano está ya casi saliendo.

Pródromos de parto: esta expresión la podrás oír si vas a Urgencias antes del día que te toca pensando que estás de parto. Los pródromos no son más que esas contracciones algo dolorosas, pero irregulares, que pueden aparecer unos días u horas antes del parto. Es decir, es esa sensación de que quizás estás de parto, pero que luego, cuando te valora el médico, te dice: «Falsa alarma, aún falta un poco».

Propess: es un pequeño dispositivo que recuerda a un tampón, y que se coloca vía vaginal en la embarazada cuando se quiere preparar el cuello del útero durante la inducción del parto. Este dispositivo libera de forma prolongada una sustancia que se llama dinoprostona (una prostaglandina) que sirve para la maduración del cuello del útero. Con la colocación del propess de 12 a 24 horas antes de iniciar la estimulación de las contracciones con oxitocina, buscamos preparar el cuello del útero para que la inducción del parto resulte más efectiva.

Proteinuria: presencia de proteínas en la orina en cantidad superior a lo normal. Suele deberse a problemas de funcionamiento de los riñones o bien a fenómenos hipertensivos del embarazo. Durante el embarazo se realiza la valoración de la proteinuria de 24 horas (es decir, se recoge toda la orina de un día y se mira la cantidad de proteínas presentes) en el caso de sospechar una patología hipertensiva como la preeclampsia.

Prurito: es la palabra técnica para decir picor. Así, prurito genital significa picor en vulva o vagina, y prurito cutáneo significa picor en la piel. Ambas entidades pueden aparecer durante el embarazo.

Puerperio: etapa que va desde el parto hasta la recuperación completa del cuerpo de la madre y su aparato reproductor. Suele durar entre 5-6 semanas a lo largo de las cuales la madre, poco a poco, va notando cómo su cuerpo vuelve a la «normalidad». De manera coloquial se conoce a esta época como la «cuarentena».

QF-PCR: técnica de laboratorio que sólo analiza los cromosomas que más frecuentemente pueden estar alterados en el feto: 21, 13, 18 y cromosomas sexuales. En 24-48 horas tras la técnica invasiva realizada para obtención de material genético del feto (amniocentesis o biopsia de corion) tendréis la respuesta sobre si estos cromosomas de vuestro feto son normales o no.

Registro cardiotocográfico fetal: es lo que popularmente todas las embarazadas conocen como correas. Consiste en escuchar el latido del corazón del bebé durante un rato largo para ser capaces de valorar su bienestar intraútero. A continuación se hace un trazado de sus latidos en un papel y se analizan diferentes parámetros del mismo. Habitualmente esta prueba evalúa también si hay o no contracciones, pues es importante ver cómo el bebé reacciona ante el estímulo de las mismas. Lo normal es que este registro se haga por primera vez en torno a la semana 38 o 39 del embarazo y se puede repetir cada semana hasta la fecha del parto. Durante el trabajo de parto se hace un registro de forma intermitente durante la fase de dilatación en la que la paciente aún no lleva la epidural y, ya de forma continua, una vez está con epidural, pues aporta mucha información sobre si el bebé está tolerando bien el parto.

RGA: revisión ginecológica anual.

RPM: rotura prematura de membranas. Es decir, rotura de la bolsa de líquido amniótico. Puede ocurrir al final del embarazo de forma espontánea (y es entonces cuando la paciente empieza el trabajo de parto) o bien de forma prematura lejos de la fecha del parto. En estos casos de rotura prematura lejana a la fecha del parto, se da antibiótico a la madre para evitar el riesgo de infección fetal y se le ingresa y controla para ver que no aparecen signos de infección ni contracciones.

RRSS: para la mayoría de gente de la era digital y de Internet, RRSS son unas siglas que hacen referencia a redes sociales. Sin embargo, para los ginecólogos RRSS significa relaciones sexuales.

Screening de primer trimestre: es una prueba que se realiza entre las semanas 11 y 13 de embarazo para estimar el riesgo de síndrome de Down. El resultado que se obtiene orienta sobre si la paciente tiene un riesgo alto o bajo de tener un bebé con trisomía 21. A este resultado se llega combinando la edad de la madre con datos que se obtienen en la ecografía de las 12 semanas y con datos analíticos de dos hormonas asociadas a la placentación (ß-HCG y PAPP-A).

SPBF: sospecha de pérdida de bienestar fetal. Término que utilizamos los obstetras durante el trabajo de parto cuando por diferentes motivos constatamos que el bebé está incómodo con el desarrollo del parto.

Synto: abreviatura del nombre comercial de la oxitocina endovenosa, que se llama *Syntocinon*. Es muy probable que oigas esta palabra cuando estés de parto. El synto lo utilizamos con diferentes objetivos: inducción del parto, regularización de las contracciones en una paciente y, por último, en la fase final del parto como mecanismo de prevención de la hemorragia postparto.

Tapón mucoso: es una secreción espesa y viscosa de color amarronado que producen las glándulas del canal del cuello del útero. Sirve para proteger la bolsa de líquido amniótico de los gérmenes que colonizan la vagina. Así pues, es como un mecanismo de protección para evitar posibles infecciones al feto. Es frecuente que unos 7-10 días antes del parto la madre note que pierde un flujo más espeso y abundante, a veces manchado de pequeñas hebras de sangre. Es la pérdida del tapón mucoso y es un signo más de que la fecha del parto se acerca. Ahora bien, se puede parir perfectamente sin haber notado la pérdida del tapón mucoso.

Test de Apgar: es un test rápido que se realiza al bebé recién nacido en la sala de partos, al primer minuto de vida y a los cinco minutos de vida. Debe su nombre a la pediatra que lo ideó, la doctora Apgar. Lo realiza la comadrona o el pediatra, y sirve para determinar si la adaptación postnatal del bebé está siendo correcta. Los parámetros que se evalúan son frecuencia cardíaca, color de la piel, tono muscular, esfuerzo respiratorio y reflejos. Para cada uno de los parámetros se dará una puntuación de 0, 1 o 2 puntos, y se considera normal un test de Apgar por encima de 7 puntos.

Test de Bishop: es un sistema de puntuación que utilizamos los obstetras para valorar la maduración del cuello del útero. Se tienen en cuenta la dilatación, el nivel de borrado, la consistencia y la posición del cuello y el encajamiento de la cabeza fetal. Se puede obtener una puntuación de 0 a 10 puntos. Cuando la puntuación es superior a 7, la probabilidad de éxito de la inducción del parto es alta.

Test de O'Sullivan: prueba de cribado de diabetes gestacional que se realiza a todas las embarazadas hacia la semana 24 del embarazo. Consiste en una determinación del nivel de azúcar en sangre una hora después de haber bebido un zumo muy dulce que contiene 50 gramos de azúcar. Durante esa hora de espera, la paciente no debería hacer actividad física. Cuando el valor de dicha prueba sale por encima de 140 mg/dl, indica que esa paciente tiene riesgo de desarrollar una diabetes del embarazo y que debería realizarse la prueba diagnóstica para la diabetes, que se llama «test de sobrecarga oral a la glucosa» o «curva de azúcar».

Test prenatal no invasivo en sangre materna (TPNI): Es un test que a través de una analítica de sangre en la madre permite identificar ADN libre del feto circulando en sangre materna. Se puede realizar a partir de la semana 10 del embarazo, y no supone ningún riesgo para el embarazo. Mediante este test se puede detectar si el feto tiene o no Síndrome de Down con una sensibilidad próxima al cien por cien, también detecta las trisomías 13 y 18 con una precisión superior al 95 %. Asimismo, nos dará información sobre posibles anomalías de cromosomas sexuales. Existe una opción de test no invasivo AMPLIADO, que permite detectar varias microdeleciones (síndromes genéticos debidos a la falta de un «trocito» de cromosoma) con una sensibilidad global superior al 93 %. El test no invasivo es un test con un potencial enorme, y si bien es cierto que se puede realizar a partir de la semana 10 del embarazo mi consejo es esperar a obtener los resultados del screening clásico del primer trimestre y en función de dichos resultados valorar si conviene realizarlo o no. Asimismo, consejo personal: comentadlo siempre con vuestro ginecólogo, os acabará de asesorar sobre qué tipo de test se ajusta mejor a vuestra situación individual.

TN: traslucencia nucal. Marcador ecográfico que se valora entre las 11 y 13 semanas de embarazo. Consiste en medir el acúmulo de líquido en la zona de la nuca del feto, que se ha visto que tiene una correlación con la presencia de alteraciones cromosómicas en el feto. Su medición se utiliza, en combinación con otros parámetros, para estimar el riesgo de síndrome de Down en el embarazo.

TORCH: acrónimo que resulta de las iniciales de las principales enfermedades infecciosas que pueden llegar a ser peligrosas durante el embarazo: Toxoplasmosis, Rubeola, Citomegalovirus y Herpes virus.

TPNI: test prenatal no invasivo en sangre materna. Analítica de sangre que se realiza a la gestante por encima de las 10 semanas de embarazo con el objetivo de identificar ADN fetal circulante en la sangre materna. Sobre este ADN se analiza la dotación cromosómica del feto y se estima el riesgo de alteraciones cromosómicas con una altísima sensibilidad y especificidad.

TRA: técnica de reproducción asistida. Es decir, técnica para conseguir embarazo en parejas que tienen problemas de fertilidad. Las más conocidas son la inseminación artificial y la fecundación in vitro (FIV).

TTOG: test de tolerancia oral a la glucosa o curva de glucosa. Es una prueba que se realiza a las embarazadas en las que el test de O'Sullivan les ha salido alterado. Con el TTOG, el objetivo es llegar al diagnóstico de si la paciente presenta o no una diabetes gestacional. Para realizar el test se realizan cuatro determinaciones de niveles de azúcar en sangre materna: una determinación basal y, luego, a la hora, a las dos horas y a las tres horas de haber bebido un zumo que contiene 100 gramos de azúcar.

TV: tacto vaginal. Exploración que puede realizar el ginecólogo o la matrona en consulta a la embarazada en el tercer trimestre del embarazo para poder valorar que el cuello del útero sigue cerrado. Luego, durante el trabajo de parto, también se realizan tactos vaginales cada dos horas aproximadamente para determinar cómo va evolucionando la dilatación del cuello uterino y también para valorar la posición de la cabeza fetal en la pelvis materna.

VCE (versión cefálica externa): es un procedimiento obstétrico que tiene como objetivo girar a un bebé que viene de nalgas para intentar que se coloque con la cabeza hacia abajo y así poder hacer un parto vaginal. No en todos los casos se puede realizar dicha técnica, por eso, si hacia el final del embarazo tu bebé está de nalgas, será tu médico el que te comentará si cumples o no los requisitos para poder probar una VCE. Esta maniobra suele realizarse entre la semanas 35-37 de embarazo, en la sala de partos o área obstétrica. En nuestro centro la realizamos bajo control ecográfico constante y, una vez finalizado el procedimiento, hacemos un registro cardiotocográfico fetal (escuchar el corazón del bebé) durante una hora para asegurarnos de que el feto ha tolerado bien la maniobra. Las tasas de éxito del procedimiento son de un 60 %. En el caso de no lograrlo se puede optar por intentar repetir la maniobra al cabo de una semana o por programar una cesárea en la semana 39. Otra alternativa altamente efectiva en mujeres multíparas es realizar la maniobra en Sala de Partos por encima de la semana 38, y si resulta exitosa organizar una inducción del parto inmediatamente después.

Vérnix: capa blanquecina, untuosa y rica en grasa que recubre al feto intraútero y en el momento del nacimiento. Los principales componentes de la misma son células de descamación de la piel fetal y secreciones grasas provenientes de glándulas sebáceas del feto.

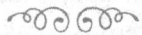

AGRADECIMIENTOS

Primero de todo, quiero dar las gracias a todas las futuras mamás que han confiado en mí para acompañarlas en esta emocionante aventura de su embarazo y a todas aquellas que me han dejado ser parte del día más especial de su vida. A todas y cada una de ellas gracias y mil gracias, no sabéis lo que he aprendido de vosotras, lo identificada que me he sentido en muchísimas de las situaciones que me habéis contado ¡y lo mucho que me he emocionado trayendo a vuestros bebés al mundo!

Dicho esto, tengo que darles las gracias a mis padres por muchas cosas. Por haberme educado en la cultura del esfuerzo, por haberme enseñado que, si quieres algo, hay que ir a por ello, y por haber confiado en mí desde que, siendo una niña, les dije que yo de mayor quería ser médico. Y sólo añadir una cosa: mamá, desde que soy madre, aún me siento mucho más orgullosa de ser tu hija, ¡has puesto el listón muy alto!

Quiero darles las gracias también a mis hermanos, a los que echo de menos, mucho más de lo que me podía imaginar. Crecer con dos personalidades arrolladoras como las suyas ha sido todo un privilegio. Gracias por estar siempre ahí –aunque estéis lejos físicamente–, gracias por vuestro apoyo en estos últimos años complicados en el ámbito personal, y millones de gracias por ser los mejores tíos que mis hijos podrían tener: os adoran y eso me hace feliz.

No puedo olvidarme de darles las gracias a todos los profesionales de la ginecología y la obstetricia que han contribuido a que mi pasión por esta especialidad aumente día a día, a todos los que me han enseñado con paciencia infinita (va por vosotras, Mina, Mónica, Yeli, Ana...), a todos con los que he compartido noches interminables de guardia (Pere, Pau, Kiko, Rombi...) y a mis compañeras y amigas que trajeron a mis tres hijos al mundo (Deve y Bauli).

También merecen un gracias muy especial todas mis amigas, que me han apoyado de forma incondicional desde que mi vida cambió así, de golpe, casi sin avisar. A todas vosotras, que sabéis quienes sois, ¡un beso enorme! ¿Qué haría yo sin CG, que se emociona con mis logros como si fuesen suyos, que ha creído en el proyecto de UNAMAMIQUESEMIMA desde el minuto cero y que me aporta serenidad y calma siempre que lo necesito? Gracias por tanto, ¡guapa!

Las *cocrets* merecen una mención aparte, ellas son madres en mayúsculas, madres valientes de verdad, a las que la vida no se lo ha puesto fácil. Y a pesar de eso, siempre tienen una sonrisa, un comentario de ánimo o una anécdota divertida para contar. Conocen este proyecto desde antes de que se materializase y siempre, siempre han creído en él, han creído en mí. Gracias M y C, sois lo más.

Gracias a I, mi *yoguiguapo*, que me ha devuelto la confianza en el amor, en la vida en pareja, en disfrutar de un plan de vida juntos. Gracias por tu calma, tu serenidad, tus silencios, tu ternura con mis hijos, tu devoción por nuestro hijo.

Gracias a Nicolás, Inés y Santi, mis pilares, mis grandes amores. Vosotros me habéis enseñado lo que es el amor incondicional en mayúsculas, vosotros sois el motor que me impulsa cada día a seguir hacia delante.

Finalmente, dar las gracias al Grupo Planeta por brindarme la oportunidad de escribir este libro que es un reflejo de una de mis grandes pasiones, la atención a la mujer en la etapa de la maternidad. Y gracias en especial a María Leach, que con una paciencia sin límites me ha ayudado a darle forma y coherencia al texto, y a María Fresquet y a David Figueras, mis editores, por creer en este proyecto.

NOTAS